呼吸ケア&リハビリテーション シリーズ

管理栄養士のための呼吸ケアとリハビリテーション 第2版

監修 石川　朗（神戸大学生命・医学系保健学域）
編集 田中弥生（関東学院大学栄養学部）

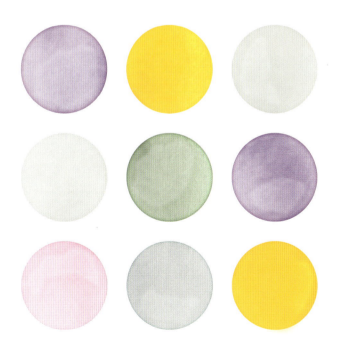

中山書店

執筆者一覧

監修

石川　朗　　神戸大学生命・医学系保健学域

編集

田中弥生　　関東学院大学栄養学部管理栄養学科

執筆者（執筆順）

田中弥生　　関東学院大学栄養学部管理栄養学科

前田　玲　　おびひろ呼吸器科内科病院

石川　朗　　神戸大学生命・医学系保健学域

はじめに（第2版）

　『管理栄養士のための呼吸ケアとリハビリテーション』を上梓した後，早くも10年弱の年月が経過した．この間に，呼吸ケアや呼吸リハビリテーションに関連した状況は刻々と変化してきている．

　管理栄養士にとっての重要な課題の一つに，高齢者のフレイルとサルコペニアの問題があるが，この問題は慢性閉塞性肺疾患（COPD）などの呼吸器疾患を抱える患者において特に顕著である．近年，これに注目した研究が盛んに行われるようになっており，栄養療法の重要性を訴える報告が数多く出されている．

　慢性閉塞性肺疾患（COPD）は，慢性呼吸器疾患のなかで最も代表的な疾患であり，平成25年度より開始された「健康日本21（第二次）」では，がん，循環器疾患，糖尿病と並んで，対策を必要とする主要な生活習慣病の一つとなった．その対策としては「COPDの知識の普及」が唯一掲げられ，現在25%である「COPDの認知率」を今後10年間に80%にするという目標が決められた．しかし，5年を経た平成30年の「健康日本21（第二次）」中間報告書では，微増という結果にとどまっていた．管理栄養士においても，いまだにCOPDの認知度が十分とはいえず，日本呼吸ケア・リハビリテーション学会が主導するCOPDの普及啓発活動が望まれる．

　一方，管理栄養士が呼吸器疾患に積極的な関わりを持つための後押しもある．平成28年度診療報酬改定において，入院栄養食事指導料を算定する対象に「低栄養状態にある患者」が含まれ，COPD患者に対する栄養食事指導への診療報酬が認められた．さらに，本年発表された「呼吸リハビリテーションに関するステートメント」においては，呼吸リハビリテーションはチーム医療が前提であり，管理栄養士は重要な役割を担うと明記されている．そして，呼吸リハビリテーションの評価については「栄養評価」が必須とされ，栄養療法については「食事療法，栄養補給療法」「呼吸器疾患と摂食嚥下障害」の2項目が解説されている．

　以上の経緯を含めてこの第2版では，初版の基本的な構成を踏襲しつつ改訂を行った．特に，平成28年度診療報酬改定や呼吸リハビリテーションに関するステートメントに関することは重点的に加筆した．

　COPDなどの慢性呼吸器疾患に対する呼吸リハビリテーションの入り口は栄養食事療法といわれている．多くの管理栄養士の方々に本書を使用していただき，チーム医療の一員として呼吸リハビリテーションに参画し，低栄養の患者を救っていただけることを祈念している．

2018年12月

執筆者を代表して

石川　朗

はじめに（初版）

　呼吸ケア，呼吸リハビリテーションは包括的チーム医療で行うといわれて久しい．しかし，実際の臨床現場では，職種により知識や能力の差が大きいのが現状である．これは，基礎教育で呼吸ケアを教えていないことにもよるが，もはやそのせいにばかりにもしていられない．今こそ，呼吸ケア，呼吸リハビリテーションにかかわるコメディカルが，知識を高め，技術を磨き，積極的に関わっていく時期に来ていると感じる．

　医療の多様化や他のケアとの関連性から，臨床現場での呼吸ケアの需要は確実に高くなっており，現場のケアレベルの向上が急務の課題となっていることはいうまでもない．たとえば摂食・嚥下リハビリテーションにおいては呼吸理学療法が重要であるため，"言語聴覚士"や"歯科衛生士"にその知識が必須となり，NST活動のなかで慢性閉塞性肺疾患（COPD）患者への栄養療法が重要視されてきているため，"管理栄養士"に呼吸ケアの知識が求められることなど，例を挙げれば枚挙にいとまがない．このような実情から，各職種に向けた呼吸ケアのテキストの必要性は高いと考え，本シリーズを企画した次第である．

　本書では，1章において管理栄養と呼吸ケア・リハビリテーションおよびその栄養療法との関連を述べ，呼吸ケア，呼吸リハビリテーション，呼吸理学療法の基本事項は2～4章にまとめ，5章で管理栄養士によるCOPD患者に対する栄養療法の詳細が解説されている．昨今，その患者数の増加，特別な栄養療法の必要性から管理栄養士にとって重要な疾患となっているCOPDであるが，COPDの栄養療法について扱っている書籍は本邦初であることから，敢えてCOPD患者に対象を特化した．呼吸リハビリテーションとのかかわりを含めて1冊で知ることのできる入門書として，必ずや多くの管理栄養士の力になると自負している．

　本書をCOPD患者に対する栄養療法，そして呼吸ケア，リハビリテーションの入門書として十分に活用し，さらに専門的な成書をひもとき，各種学会やセミナーに参加するなどして，より研鑽を積んでいただきたい．一人でも多くのコメディカルスタッフが呼吸ケア，呼吸リハビリテーションの中心として仕事をしていただくことができるよう切に願っている．

　最後になったが，本書の作成にあたり管理栄養士の前田玲氏（おびひろ呼吸器科内科病院）に大変お世話になった．厚く御礼申し上げたい．

2010年6月

石川　朗

管理栄養士のための呼吸ケアとリハビリテーション 第2版
目次

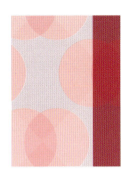

執筆者一覧	ii
はじめに（第2版）	iii
はじめに（初 版）	iv

1章 管理栄養士と呼吸ケア・リハビリテーション

田中弥生・前田 玲

1-❶ 呼吸器疾患患者に対する栄養療法の必要性 …… 2
呼吸器疾患と呼吸不全／呼吸リハビリテーションにおける管理栄養士の役割／管理栄養士の専門性からみたCOPDの病態／管理栄養士の専門性からみた高齢者の肺炎／管理栄養士の専門性からみたその他の呼吸器疾患／低栄養の患者への栄養食事指導の重要性

1-❷ 管理栄養士の役割 …… 9
COPD患者の治療における管理栄養士の仕事／高齢者の肺炎治療における管理栄養士の仕事

2章 呼吸ケアのための基礎知識

石川 朗

2-❶ 呼吸不全とは …… 14
呼吸不全の定義と基準／呼吸困難（息切れ）

2-❷ 呼吸器の構造 …… 16
胸郭と呼吸筋／気道と肺

2-❸ 肺機能 …… 22
肺気量分画／％肺活量・1秒率・％1秒量

2-❹ 動脈血液ガス …… 25
分圧とは／動脈血液ガスからわかること／ガス交換障害

2-❺ 血液・生化学的検査 …… 29
C反応性蛋白（CRP）／内臓蛋白

2-❻ 画像所見 …… 30
胸部単純X線検査／コンピュータ断層撮影（CT）検査

2-❼ 薬物治療 …… 32
気管支拡張薬／ステロイド／吸入ステロイド＋長時間作用性β_2刺激薬／喀痰調整薬／マクロライド系抗生物質

- 2−⑧ 酸素療法・在宅酸素療法 ･･ 36
  酸素投与方法／酸素療法における合併症／在宅酸素療法／ハイフローセラピー（ネーザルハイフロー）
- 2−⑨ 人工呼吸療法・在宅人工呼吸療法 ･･････････････････････････････････ 40
  人工呼吸器とは／なぜ人工呼吸器が必要なのか／換気不全／酸素化障害／換気経路の種類／在宅人工呼吸療法
- 2−⑩ 呼吸器疾患・病態 ･･ 44
  慢性閉塞性肺疾患(COPD)／間質性肺炎（肺線維症）／気管支喘息／肺結核後遺症（陳旧性肺結核）／医療・介護関連肺炎（NHCAP）／誤嚥性肺炎／神経筋疾患

3章 呼吸リハビリテーション　　　　　　　　　　　石川　朗

- 3−❶ 呼吸リハビリテーションの概要 ････････････････････････････････････ 54
  定義と概念／呼吸リハビリテーションの対象者／呼吸リハビリテーションの進め方／呼吸リハビリテーションの目的と効果
- 3−❷ 呼吸リハビリテーションチームの構成と役割 ････････････････････････ 57
  チーム・カンファレンス
- 3−❸ 患者指導（セルフマネジメント教育）･･････････････････････････････ 59
  セルフマネジメント教育とは／呼吸器疾患の基礎知識／自己管理と日常生活指導／薬物に関する指導／栄養に関する指導／心理的サポート
- 3−❹ 環境整備 ･･ 63
  環境整備のポイント／一般的な住環境の整備／在宅酸素療法（HOT）患者の住環境の整備／在宅人工呼吸療法（HMV）患者の住環境の整備
- 3−❺ 身体活動 ･･ 65
  身体活動とは／身体活動を高めるために／障害者フライングディスク
- 3−❻ 在宅プログラムとフォローアップ ････････････････････････････････ 67
  プログラムの理解／プログラムの簡素化／フィードバック（日誌）の活用／フォローアップ／訪問看護の導入／目標設定
- 3−❼ 包括的呼吸リハビリテーションプログラムの実際 ････････････････････ 69
  6週間呼吸リハビリテーションプログラム／2週間入院プログラム＋訪問看護
- 3−❽ ABCDEバンドル ･･ 71
  ABCDEバンドルとは／ABCDEバンドルの応用

4章 呼吸理学療法　　　　　　　　　　　　　　　石川　朗

- 4−❶ 呼吸理学療法とは ･･ 74
  呼吸リハビリテーションと呼吸理学療法／呼吸理学療法の進め方／管理栄養士における呼吸理学療法のポイント

- 4-❷ 評価 ··· 76
  医療面接／CAT／フィジカルアセスメント／運動耐容能・ADLとQOL・その他の検査と測定／ICFによる呼吸障害の捉え方
- 4-❸ 基本手技：コンディショニング ··· 87
  リラクセーション／呼吸法と呼吸練習／胸郭可動域トレーニング／排痰法（気道クリアランス法）
- 4-❹ 運動療法 ··· 101
  運動療法の概念／運動処方とFITT／運動療法中の注意事項・パニックコントロール／筋力トレーニング／筋力トレーニングの実際／全身持久力トレーニング／呼吸筋トレーニング／ながいき呼吸体操／在宅プログラム
- 4-❺ ADLトレーニング ·· 119
  ADLにおける呼吸困難／入浴動作における呼吸困難とその対応／ADLトレーニングのポイント

5章　呼吸器疾患に対する栄養療法
田中弥生・前田　玲

- 5-❶ COPD患者の栄養アセスメントの方法 ··· 122
  栄養アセスメントの概要と意義
- 5-❷ ガイドラインが推奨する栄養療法 ··· 130
  ガイドラインが推奨する栄養療法と考え方
- 5-❸ 入院患者に対する栄養療法の方法とポイント ·· 132
  栄養投与経路の選択／栄養管理計画策定のポイント／入院患者に対する栄養療法のポイント／入院患者に対する栄養食事指導のポイント
- 5-❹ 在宅患者に対する栄養療法の方法とポイント ·· 143
  経済的負担／家族を含む労力負担／管理栄養士による在宅での栄養療法の制度的課題
- 5-❺ COPD患者に対する栄養療法の実際 ·· 146
  多職種の長期介入により食事摂取量が増加した独居高齢者の例／血糖値が安定したまま体重を増加できた糖尿病患者の例／栄養補助食品の使用により体重増加がみられた低体重患者の例／COPD治療中に大腸がんを発症し，体重が急激に低下した例／在宅訪問にて多職種連携により栄養状態の改善がみられた独居高齢者の例

付録1 呼吸不全患者に利用される経腸栄養食品（剤） ·················· 前田　玲 155

付録2 COPD患者のためのメニュー例 ································· 前田　玲 165

　索引 ··· 198

1章

管理栄養士と呼吸ケア・リハビリテーション

1-1 呼吸器疾患患者に対する栄養療法の必要性

　呼吸器疾患患者には，適切な栄養療法が必要で，私たち管理栄養士はその主要な担い手である．しかし残念ながら，現在の医療現場においては，「呼吸器疾患の患者への栄養療法は効果があるのか」「呼吸障害を抱える患者に特別な栄養療法があるのか」など，医療専門職にその内容や必要性が十分に理解されていないケースも少なくない．また，担い手であるべき管理栄養士のなかにも，医師から慢性呼吸不全をもつ患者への栄養食事指導を要求されたが，何をどうしたらよいかわからないという人もいる．

　このような状況になったのは，呼吸器疾患患者への栄養療法の重要性がこれまであまり認識されてこなかったからである．ここ数年，医師をはじめとする医療専門職のなかで，この問題についての関心が高まり，知見も急速に集まりつつある．

　そこで本章では，現場の実情に十分配慮しつつ，臨床現場で働く管理栄養士が，呼吸器疾患，特にCOPD患者へ適切な栄養療法を行うために必要な事項をわかりやすく解説することとする．

呼吸器疾患と呼吸不全

　呼吸器疾患患者に栄養療法が必要とされるのは，その病態に呼吸不全があるからである．

　呼吸不全とは，疾患名ではない．さまざまな疾患の結果として呼吸器の機能低下が起き，呼吸によって十分な酸素を臓器に送れなくなった"状態"のことをいう．診断は動脈血液ガス分析によってなされ，動脈血の酸素分圧（PaO_2）が60mmHg未満になると「呼吸不全」と診断される．そして，この状態が1か月以上続くと「慢性呼吸不全」と診断される（p.14参照）．すなわち，呼吸が担う仕事を十分に果たせなくなった状態を呼吸不全といい，その状態が長く続いている状態を慢性呼吸不全という．

　栄養療法が必要となるのは，主に慢性呼吸不全の状態にある患者である．

　慢性呼吸不全はどのような疾患で引き起こされるのか．近年，慢性呼吸不全が起こりやすい疾患として注目されているのがCOPDである．COPDとは「タバコ煙を主とする有害物質を長期に吸入曝露することなどにより生ずる肺疾患」（日本呼吸器学会）と定義されている[1]．

　ただし，この定義も時代とともに変化している．従来，COPDには「肺気腫」と「慢性気管支炎」が含まれると考えられてきたが，最新の『COPD（慢性閉塞性肺疾患）診断と治療のためのガイドライン2018（第5版）』では「慢性気管支炎は咳・痰などの症候により定義された疾患であり，肺気腫は病理形態学的な定義を基にした疾患である．COPDは慢性気管支炎や肺気腫と同義ではなく，COPDとは診断できない慢性気管支炎や肺気腫がありうる」[1]と，COPDとこの2つの疾患の定義が異なるとしてそれぞれを分けている．しかし，「臨床の場では慢性気管支炎や肺気腫などの疾患名が汎用され，COPDと混同されている現状」[1]との指摘があるよう

に，臨床現場では診断名に頼り過ぎるのは禁物で，その病態を把握することが重要である．また，最新のガイドラインでは，症状が乏しい患者がいることも追記され，患者を見過ごすことのないよう示唆している．

次に，なぜ慢性呼吸不全患者に栄養療法が必要になるのかについて，COPDを例に説明する．

呼吸リハビリテーションにおける管理栄養士の役割

リハビリテーションを実施するうえで管理栄養士が果たすべき役割は大きい．なぜなら，リハビリテーションは患者に少なからず労作性疲労を与えるので，その際に患者の栄養状態が良好であるかどうかは，リハビリテーションの実施状況や効果にも影響を与えるからである．

なかでも呼吸リハビリテーションの場合は，その必要性の背景にある呼吸不全による疲労感や，後述する体重減少の影響を受けやすい患者を対象にすることが多いため，栄養状態の改善は欠かせない．そのため，管理栄養士は呼吸リハビリテーションスタッフの重要な一員として，関連職種と密な連携をとることが望ましい．

管理栄養士の専門性からみたCOPDの病態

体重減少とその原因

COPDの医学的な所見は2章に譲り，ここでは管理栄養士が特におさえておきたいCOPDの特徴について述べる．

最も重要なものが，体重変化である．COPD患者の多くに体重減少がみられる．これは欧米の調査でも明らかだが，日本における外来受診患者の実態調査でも，軽症・中等症患者が約7割を占めていたにもかかわらずBMIが20kg/m^{2}未満の体重減少は約30％の患者にみられた．また，体重減少は閉塞性換気障害の重症度（p.44〈表1〉参照）と関連し，Ⅲ期以上では約40％，Ⅳ期では約60％と高率な体重減少が認められたとされている[2]．

なぜCOPD患者で体重減少が起きやすいのだろうか．その原因となるのは，呼吸困難，食欲低下，代謝の亢進の3つである．

■ 呼吸困難

慢性呼吸不全を抱える患者は，当然のことながらスムーズな呼吸ができない．スムーズな呼吸ができないということは，呼吸することが「つらい」ということであり，呼吸によって疲労するということである．健常者に置き換えるなら，標高の高い（酸素分圧の低い）場所で運動をしながら呼吸する状況に似ており，患者は「肩で息をする」状態になる．よって，呼吸困難は全身疲労を引き起こすものとなる．

■ 食欲低下

呼吸不全によって疲労することが，呼吸以外の身体活動にも影響を与える．

食事もその一つである．COPD患者は，食べ物をかんだり飲み込んだりするときに呼吸のリズムが乱れ，呼吸困難になりやすい．ヒトは嚥下時にいったん呼吸を停止させるが，健常者が無意識に行うこの動作を，COPD患者はスムーズに行えないことが多い．それが，呼吸のリズムを乱し，呼吸困難な状態を惹起する．

さらに，呼吸困難による全身疲労は食べ物を口に運ぶなどの動作もおっくうにさせるため，食事をとることをつらいと感じるようになる．生理学的には，肺の横隔膜が平坦化することで胃が圧迫され，少ししか食べていなくてもすぐに満腹になってしまう．

また，COPD患者は痰が多いことも影響し，食べること自体がつらくなり，かつ少量の食事で満腹感が得られるようになると，食べる量が

どんどん減り，必要なエネルギーを摂取できなくなる．それが結果として体重減少につながる．

■ 代謝の亢進

COPD患者は代謝亢進状態にあり，健常者よりもエネルギー消費量が多い．COPD患者では安静時エネルギー消費量(resting energy expenditure：REE)が同年代の健常者の1.2～1.4倍に増大している[3]．なかでも体重減少患者では体重正常患者よりもREEの有意な増大が認められている．

これは気流閉塞や肺の過膨張によって，呼吸筋のエネルギー消費量が通常より増えるためである．すなわち，呼吸運動に使うエネルギー消費量は，健常者では1日約50～60kcalだが，呼吸不全などにより呼吸数が増すと増大する．例えば，COPD患者の重症例では健常者の約10倍近い約500～600kcalが費やされている．

このようにエネルギー消費量が増大する一方で食欲が低下するため，必要なエネルギー量を摂取しなければ，体重減少のリスクが高くなることは明らかである．

体重減少が生命予後に及ぼす影響

COPD患者の体重が減少するのは，それほど重大な問題ではないのではないか．そのような疑問をもつ人もいるかもしれない．

しかし，COPD患者の体重減少は，きわめて重大なのである．例えば，体重減少が生命予後に影響を及ぼすことが報告されている(図1)[4]．成田による報告では，36か月の観察期間において，COPD患者のなかで%IBWが90%を超えている患者の生存率は85%だが，60～89%の場合，生存率は65%に低下し，生命予後が悪かった[5]．

COPD患者は代謝亢進状態にあり，健常者より多くのエネルギーを摂取しなければ体重の維持が困難な状態にあるにもかかわらず，慢性的な呼吸不全によって疲労や満腹感を得やすくなり，食事による十分なエネルギー摂取が困難となる．すなわち，COPD患者では体重減少のリスクが非常に大きく，この体重減少がCOPD患者の生命予後に影響を及ぼしている．

「何もしなければ食事量が減少し，生命予後を悪化させる体重減少傾向が続く」．そうであれば，慢性呼吸不全のある患者，とりわけCOPD患者に管理栄養士による介入が必要なことは明白である．

COPD患者の増加と主な原因

COPDは1960年代に初めて提唱された疾患だが，日本におけるCOPDの有病率や死亡率は世界的に高いレベルにあり，患者数は今後も増え続けるといわれている[1]．また，日本のCOPD有病者は約530万人[5]で，受診患者はそのうち26万人にすぎないともされている(厚生労働省「平成26年患者調査」)．

さらに，厚生労働省の人口動態統計によると，2017年のCOPDによる死亡者数は全体で12位(全体の1.4%)であり，性別にみると男性が圧倒的に多い(図2)[6]．

COPDは前述したように「タバコ煙を主とする有害物質を長期に吸入曝露することなどにより生ずる肺疾患」である[1]．「タバコ煙を主とす

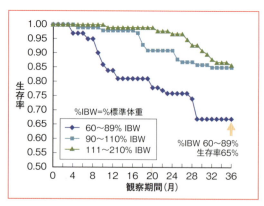

図1　COPD患者の体重が生命予後に及ぼす影響

(成田亘啓：日本内科学会雑誌．1996[5] より)

る有害物質」すなわち，タバコの煙や汚染された大気を長期間にわたって吸い続ける人が高いリスクをもつ．

COPDの原因が「長期間の吸入曝露」であり，「タバコ煙を主」とすることから，時代背景を考慮すると男性のほうがリスクが高いと考えられる．しかし近年では若い女性の喫煙率が上昇していることから，将来的には女性の患者数も増えることが予測されている．

COPD患者とサルコペニア・フレイル

COPD患者が禁煙したり，有害物資の曝露を取り除いたりしても，それらにより生じた炎症は長時間持続するため，肺以外にも全身性の影響をもたらしている．このようにCOPDは，さまざまな合併症を引き起こす全身性炎症疾患でもある．症状が重症化すると全身性炎症から起こる栄養障害が高頻度にみられ，運動耐容能も低下する．さらに加齢も加わることで，身体不活動によるサルコペニア（筋減弱症；筋力と骨格筋量の低下）を進行させ，その結果，日常的な歩行機能が低下するといった悪循環を引き起こす[7]．

また，COPDは加齢とともに発症するため，高齢患者が多い．そのためサルコペニアのような筋肉量の低下に伴う身体機能の低下だけでなく，加齢に伴う認知機能などの精神・心理的問題，独居や経済的困窮などから身体機能の低下を招くフレイル（frailty）といわれる状態となる．このフレイルの状態が続くと，徐々に要介護状態に陥る．しかし，フレイルに陥った高齢者でも適切な介入を行えば健常な状態に戻る可逆性が示されている．超高齢社会においては，フレイルへの積極的な介入が要介護高齢者の減少につながるため，医療・介護専門職への認知が求められている[8]．

COPD患者の栄養障害

COPD患者の栄養障害の特徴は，低タンパク・低エネルギー栄養障害（protein-energy malnutrition：PEM）が多いことがあげられる．COPD患者の年齢を考慮すると，高齢者の低栄

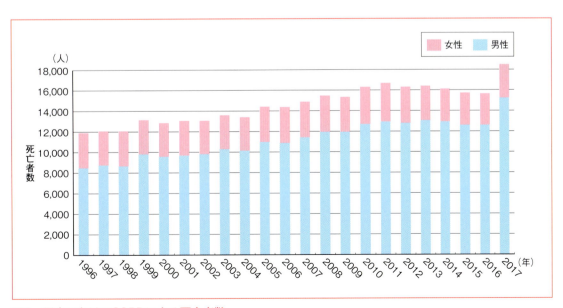

図2　日本におけるCOPDによる死亡者数

（厚生労働省：人口動態統計．2017[6] より）

養状態の栄養障害と類似することになる．

PEMにはタンパク質が不足しているクワシオルコル型と，タンパク質とエネルギーが不足しているマラスムス型，そして両者が合併する型に分類される(表1)．合併する型は高齢者に多い．病態の安定している患者ではマラスムス型の栄養障害を呈するが，増悪をきたすとクワシオルコル型の栄養障害が加わり，血液生化学検査の栄養指標も変動する(表2)[9]．

管理栄養士の専門性からみた高齢者の肺炎

COPD以外にも管理栄養士の専門的介入が期待される呼吸器疾患は存在する．その代表例が高齢者の肺炎である．主に免疫能の低下により発症(原因としては肺炎球菌など)するが，高齢者で特に注目されるのが誤嚥性肺炎である．

誤嚥性肺炎はその名のとおり，主として気管への唾液や飲食物など(細菌)の誤嚥により発症するものである．この背景には嚥下機能の低下があり，食事の際や口腔細菌の誤嚥(多くは不顕性)が原因となる．

嚥下機能の低下は，加齢によるものや球麻痺などの障害によるものがあるが，栄養補給は心身の健康のために基本的には口腔摂取が望ましい．そのため，嚥下機能の低下による誤嚥リスクの増加に対する安易な胃ろう造設は推奨されない．そこで，食形態の調整が必要とされる．

嚥下のメカニズムに配慮した食形態の調整

ヒトが嚥下する際には食塊形成が必要であることから，高齢者医療・ケア施設で提供されているいわゆるきざみ食は，トロミ剤を効果的に使用するか，それ以外の食形態で提供することが望ましい．また，病院や施設ではなく在宅で対応する場合は，調理の簡便性も求められる．これら食形態の種類とその活用法については成書を参照されたい．

管理栄養士の専門性からみたその他の呼吸器疾患

呼吸不全患者が栄養療法を必要とすることは述べたが，COPDと同様の例として，肺結核後遺症をあげることができる．

肺結核後遺症は，肺結核が治癒したのちに続発する合併症であり，主病変は呼吸不全で，

表1　PEMの分類

クワシオルコル型
- タンパク質の欠乏した状態．血清アルブミン(Alb)値の低下がみられる
- エネルギーの栄養状態は問題なく，体重の減少はあまりみられない
- 疾患や外傷などの生理的ストレスがある場合に起こりやすい

マラスムス型(COPD患者に多い)
- 慢性的にタンパク質とエネルギーの両方が欠乏した状態
- 食事からのタンパク質とエネルギーの摂取が長期間不足した場合に起こりやすい
- 慢性的な欠乏状態のため，徐々に筋肉や体脂肪が消耗し，体重減少がみられる
- 血清Alb値はわずかに低下する程度である

クワシオルコル＋マラスムス型
- 高齢者に多くみられる
- 急性疾患，骨折，手術，感染症，発熱などの生理的ストレスが加わり，タンパク質の栄養状態が低下したにもかかわらず，食事から十分なタンパク質とエネルギーの補給が行われないために，筋肉や体脂肪の消耗がみられる
- 生理的ストレスが負荷されているときには，食欲が低下したり，必要エネルギー量やタンパク質の必要量が亢進し，十分な食事摂取が困難になったりすることがある
- 血清Alb値の低下，体重の低下がみられる

表2　栄養障害のパターンと栄養指標の変化

	マラスムス型	クワシオルコル型	マラスムス＋クワシオルコル型
体重	↓	⇔	↓
上腕周囲径	↓	⇔	↓
アルブミン	⇔	↓	↓
リンパ球数	⇔	↓	↓

↓：低下，⇔：変化なし
(日本呼吸ケア・リハビリテーション学会呼吸リハビリテーション委員会ほか編：呼吸リハビリテーションマニュアル—患者教育の考え方と実践．2007[9]より)

徐々に進行する．特徴としては，他の呼吸器疾患に比べ，心合併症，特に肺高血圧を合併する頻度が80%近くに及ぶ．

COPDと同様に予後改善の観点から良好な栄養状態の維持が重要になる．対応は，COPDにほぼ準じてよい．

低栄養の患者への栄養食事指導の重要性

平成28年度診療報酬改定において，これまで無報酬で行われてきた慢性閉塞性肺疾患（chronic obstructive pulmonary disease：COPD）患者に対する栄養食事指導が，報酬対象として認められる好機が訪れた．これまでは「厚生労働大臣が定めた特別食を必要とする患者」とされていたが，改定後は「厚生労働大臣が定めた特別食を必要とする患者，がん患者，摂食嚥下機能が低下した患者，低栄養状態の患者」となり，低栄養が認められる患者全般に対する栄養食事指導への報酬が認められることとなったのである（表3）．さらに，COPD患者では，摂食嚥下障害を認めることが少なくないことも見逃せない．

低栄養状態の条件としては以下が示された．

① 血中アルブミン値が3.0g/dL以下の患者
② 医師が栄養管理により低栄養状態の改善を要すると判断した患者

急性増悪などで受診される①のような患者だけでなく，②の条件により，状態が安定した慢性期のるいそうがみられる患者はもちろん，症状により食欲が低下しており，体重低下がまだみられないような早期の患者にも適応できる可能性が広がった．

さらに，この改定によって，1回130点だった診療報酬が，初回は260点，2回目以降は200点と大幅に増加した．これにより無報酬でCOPD患者にかかわってきた栄養士は報われ，無報酬であるがゆえにかかわる機会を逃していた栄養士には大きなチャンスが巡ってきた．今後は多くの栄養士がCOPD患者にかかわっていくと思われる．

これは，私たちにとって歓迎すべき流れである．「傷病者に対する療養のため必要な栄養の指導」（栄養士法）を行う管理栄養士は，ここで必要十分な役割を果たしていかなければならない．

また，COPDに対する国際的なガイドラインであるGOLD（Global Initiative for Chronic Obstructive Lung Disease）でも，呼吸リハビリテーション（運動療法）と同様に栄養療法による介入が重要であると考えられている（詳細はp.130参照）．

表3 栄養食事指導の診療報酬と追加となった対象者（平成28年度）

		改定後
栄養食事指導	初回	260点
	2回目以降	200点
時間	初回	30分以上
	2回目以降	20分以上
対象者		●厚生労働大臣が定めた特別食を必要とする患者 ●がん患者 ●摂食嚥下機能が低下した患者 ─ COPD患者も多く含まれる ●低栄養状態の患者

■文献

1) 日本呼吸器学会COPDガイドライン第5版作成委員会編：COPD（慢性閉塞性肺疾患）診断と治療のためのガイドライン2018. 第5版. メディカルレビュー社；2018.
2) 吉川雅則, 山内基雄, 木村 弘ほか：慢性閉塞性肺疾患（COPD）の栄養状態および併存症の実態調査. 厚生労働省呼吸不全調査研究班平成20年度研究報告書；2009. p.247-51.
3) 米田尚弘, 吉川雅則ほか：COPDの栄養評価の臨床的意義と栄養管理の有用性. 日胸疾会誌 1996；34（増刊号）：79-85.
4) 成田亘啓：慢性閉塞性肺疾患の栄養治療. 日内会誌 1996；85（9）：1554-60.
5) Fukuchi Y, et al. COPD in Japan : the Nippon COPD Epidemiology study. Respirology 2004；9：458-65.
6) 厚生労働省. 人口動態統計. 2017.
　 http://www.mhlw.go.jp/toukei/list/81-1a.html
7) ASPEN Board of Directors and the Clinical Guidelines Task Force : Guidelines for the use of parenteral and enteral nutrition in adult and pediatric patients. JPEN 2002；26（1Suppl）：63-5.
8) 日本老年医学会：フレイルに関する日本老年医学会からのステートメント. 2014.
　 https://www.jpn-geriat-soc.or.jp/info/topics/pdf/20140513_01_01.pdf
9) 日本呼吸ケア・リハビリテーション学会呼吸リハビリテーション委員会ほか編：呼吸リハビリテーションマニュアル−患者教育の考え方と実践. 照林社；2007. p.103.

1-2 管理栄養士の役割

COPD患者の治療における管理栄養士の仕事

　慢性呼吸不全のある患者は，呼吸困難により食事がしづらく，なかでもCOPD患者はそれに加えて代謝亢進状態にあり，痰の量も多いことから，必要なエネルギー量の摂取がより困難で体重減少のリスクが高い．この体重減少率は生命予後に関係する．

　前述のとおりCOPDの有病者は約530万人おり，今後その数はさらに増加することが予測されている．COPDの好発年齢を考慮すると，高齢者人口が増大し続ける日本においては無視できない疾患である．

　そして，COPD患者には専門的な介入，とりわけ栄養学的な介入が必要なことから管理栄養士による積極的な栄養療法が求められている．

　では，どのように栄養療法の必要性を判断し，その内容を決定していくか．COPD患者の治療において管理栄養士がどのようなアクションを起こすべきか．ここでは最初のアセスメントの流れを入院患者と在宅患者に分けて解説する．

入院患者の場合

　入院患者に対してまず行うことは栄養状態の評価（栄養アセスメント）である．栄養アセスメントの詳細については5章で述べることとし，ここでは簡単な流れを確認する．

　必ず確認しなくてはならないのが，浮腫や脱水がない状態の体重と身長である．さらに，患者に対して問診を行い，食べ物の好き嫌いについて確認する．そして栄養アセスメントをもとに栄養状態の判定を行い，栄養管理計画書を作成し実施する．その際に，問診で得た情報などを有効に用い，個々の患者に合った「オーダーメイド」の計画書を作成することが重要になる．

■ 栄養ケアプロセス（NCP）

　栄養管理の国際的な基準として，栄養ケアプロセス（nutrition care process：NCP）が誕生した（図1）[1]．NCPは，栄養管理システムや用語・概念の国際的な統一をめざし，米国栄養士会の提案により，栄養ケアの標準化だけではなく，栄養ケアを提供するための過程も標準化することを目的としている．①栄養アセスメント，②栄養診断，③栄養介入，④栄養モニタリングと評価の4段階で構成される．NCPを取り入れることによるメリットは表1のとおり[1]である．

■ 栄養診断とは

　栄養ケアプロセスにおける栄養診断とは，栄養アセスメントをもとに患者の栄養状態を診断するものである．栄養アセスメントは，栄養診断する際，栄養が関係する問題が存在するか否かの適切な判断へと導いてくれる過程であり，①食物/栄養関連の履歴，②身体計測，③生化学データ・医学検査と手順，④栄養に焦点をあてた身体所見，⑤既往歴，これら5つの項目に分けられる．この栄養アセスメントをもとに問題を診断するのが栄養診断であり，栄養診断は，栄養アセスメントと栄養介入の間の重要な段階である．

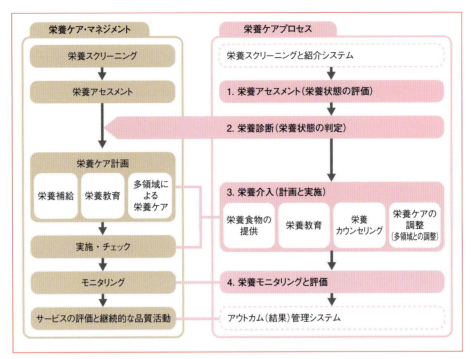

図1　栄養ケアプロセス（NCP）
（日本栄養士会ホームページ〈栄養管理の国際基準を学ぶ〉[1]より）

表1　栄養ケアプロセス（NCP）のメリット

- 栄養管理を行うプロセスが標準化され，理論的に展開できる
- 用語の標準化（コード化）により，世界の栄養士と情報を共有できる
- 栄養問題に対する理解が容易になる

（日本栄養士会ホームページ〈栄養管理の国際基準を学ぶ〉[1]より）

表2　栄養診断の3つの領域と定義

- 摂取量（nutrition intake：NI）
- 経口摂取や静脈栄養補給法を通して摂取するエネルギー・栄養素・水・生物活性物質に関する問題
- 臨床栄養（nutrition clinical: NC）
- 栄養代謝と臨床検査，または身体状況に関する栄養の所見・問題
- 行動と生活環境（nutrition behavioral/environmental: NB）
- 知識，態度，信念，物理的環境，食物の入手や食の安全に関する栄養素の所見・問題

（日本栄養士会ホームページ〈栄養管理の国際基準を学ぶ〉[1]より）

　管理栄養士は食物・栄養の専門職として，医療診断を行うのではなく，栄養領域に限られた現象を診断するもので，その診断内容はNCPでは3つの領域に分類されている（表2）．

　栄養診断は「PES報告書」と呼ばれる文章表現を活用し，簡潔な一文で記載する．PES（Problem；問題，Etiology；原因，Signs/Symptoms；徴候/症状）を用いて，診断内容を「Sの根拠に基づき，Eが原因となった（関係した），Pの栄養状態と栄養診断ができる」というように一文で表現する．PES報告書は，栄養アセスメントで収集された総合的な情報から作成される．

　栄養アセスメントや栄養診断についての具体的な記載方法については5章5節（p.146〜）に事例を示してあるが，NCPの詳しい内容は『国際標準化のための栄養ケアプロセス用語マニュアル』[2]を参照されたい．

在宅患者の場合

　入院は療養の舞台が病院であり，主役は患者という基本原則はありながらも，患者は協力的

な姿勢であることが多く，提供されるサービスも病院関係者によってコントロールされている．

一方，在宅患者は，患者自らが生活する拠点で患者自身が主役として存在し，食事の用意も生活時間のコントロールも患者本人や家族が行っている．特にCOPD患者では，呼吸困難が強い場合は，運動や食事などを自己管理することは非常に難しい状況にあるため，入退院を繰り返すことが多い[3]．そのため，医療従事者の非監視下において，アドヒアランスをあげ，症状の維持・改善をすることが重要な課題である．

つまり，サービスの提供場所が病院か在宅かによって，その対応方法は大きく異なると考えなければならない．在宅患者への対応は，このような病院との違いを明確に意識して行う必要があり，たとえ退院した患者に引き続き対応する場合でも，入院時と同じスタンスではうまくいかないことに留意すべきである．

このとき重要になるのが，あなたが医療の専門職として，信頼のおける管理栄養士として受け入れられるかどうかである．患者からみたあなたが，「病院にいた人だから，とりあえず言うことを聞いた」というぼんやりとした存在でなく，患者があなたのことを自分の健康を守ってくれる医療の専門家として認め，その存在感の上に立った信頼感をもてるよう努力しなければならない．そうでなければ，ときに厳しい指導を含むアプローチを，「患者が主役の生活の場である在宅」で行うことはできない．

そのためには，知識や技術だけでなく，ときに人間としての魅力も必要になる．例えば，病院でのアプローチとは意識を変え，「他人」として居宅へ赴いている立場として，礼節をもち，患者宅のルールを尊重する態度が必要である．

患者からこのような信頼感を得るのは簡単ではない．それでも，あなたが患者に医療専門職としての管理栄養士と認められれば，栄養療法のアドヒアランスが格段に向上するのもまた事実である．その意味で，在宅という場面は，ヒューマンサービスの担い手である管理栄養士の実力のみせどころであるといえる．

高齢者の肺炎治療における管理栄養士の仕事

高齢者の肺炎治療における管理栄養士の仕事は，誤嚥予防と栄養管理である．

高齢者では免疫能の低下がみられるので，栄養状態の維持・改善がすべての基礎となる．肺炎についても例外ではない．

また，肺炎に関しては，誤嚥性肺炎が特徴的な疾患といえるので，誤嚥をしにくい栄養補給をめざすことが肝要となる．しかし，「食事」というのは単なる栄養補給のためのものではない．特に病気や障害を抱える高齢者においては，変化の少ない生活にリズムをつけ，大きな楽しみとなるものでもある．

管理栄養士としては，栄養アセスメントを行い，適切な栄養補給と，食事としての楽しみの維持を，可能な限り並立させる技術が求められることになる．すなわち，献立の作成と食形態の調整が重要になる．

アセスメントにおいては，発熱に特に注意する必要がある．1週間ほど原因不明の発熱があれば肺炎が疑われるので，体温変化には十分注意する必要がある．そのため，他職種との情報交換も絶えず行う．

■**文献**
1) 日本栄養士会ホームページ（栄養管理の国際基準を学ぶ）．
   http://www.dietitian.or.jp/career/ncp/
2) 日本栄養士会監訳：国際標準化のための栄養ケアプロセス用語マニュアル．第3版．第一出版；2012．
3) 日本呼吸器学会肺生理専門委員会編：在宅呼吸ケア白書2010．日本呼吸器学会；2010．
   http://www.jrs.or.jp/uploads/uploads/files/photos/686.pdf

2章 呼吸ケアのための基礎知識

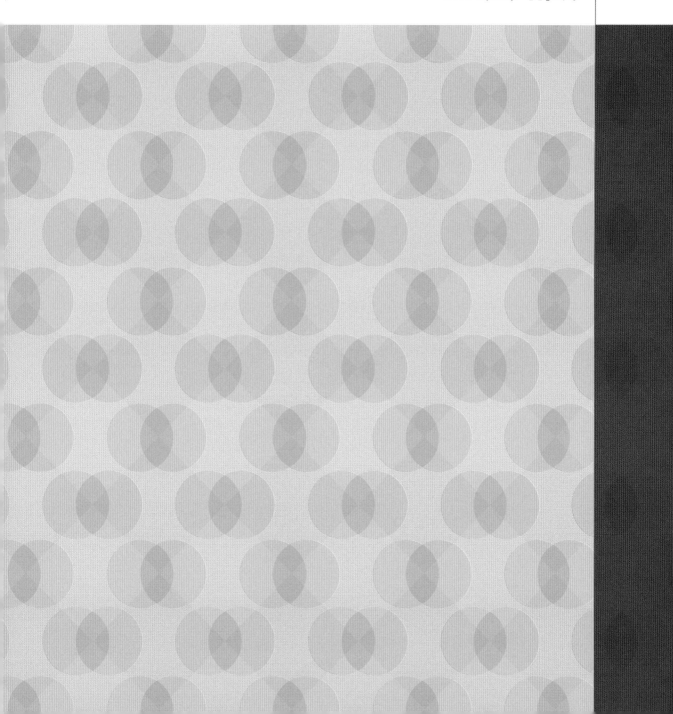

2-1 呼吸不全とは

呼吸不全の定義と基準

呼吸不全は，厚生省特定疾患呼吸不全調査研究班によると，呼吸機能障害のため動脈血液ガス（特に酸素〈O_2〉と二酸化炭素〈CO_2〉）が異常値を示し，そのために正常な機能を営むことができない状態と定義されている．さらに，動脈血液ガス値による基準を設け，具体的に定義している（表1）[1]．動脈血液ガスについては後述する（p.25）．

呼吸困難（息切れ）

呼吸不全患者において，主訴の中心となるのが呼吸困難（息切れ）である．

呼吸困難とは，呼吸を不自然に不愉快に自覚することと定義されるが，問診では，呼吸困難を聴取することが最も重要である．その理由は，慢性呼吸器疾患において，日常生活活作（activities of daily living：ADL）の制限因子が呼吸困難による場合が多いためである．呼吸困難の評価法には，直接的評価法として，修正Borgスケール（表2）や視覚的アナログスケール（visual analog scale：VAS〈図1〉）などがあり，間接的評価法として，mMRC（modified British Medical Research Council）の分類（表3）[2]やFletcher, Hugh-Jonesの分類（表4）[3]などがある．

直接的評価法のうち，VASは客観的尺度としては不十分であり，修正Borgスケールが一般的に用いられている．間接的評価法は，活動性に焦点を当て，呼吸困難の程度を評価するものであり，日本ではFletcher, Hugh-Jonesの分類が臨床で用いられてきたが，現在，世界的な標準としてmMRCの分類が用いられている．

表1 呼吸不全の基準

- 室内空気呼吸時のPaO_2が60Torr*以下となる呼吸器系の機能障害，またはそれに相当する異常状態を呼吸不全とする
- 加えて$PaCO_2$が45Torr未満をⅠ型呼吸不全，45Torr以上をⅡ型呼吸不全に分類する
- 慢性呼吸不全とは，呼吸不全の状態が少なくとも1か月以上続くものをいう
- 呼吸不全の状態には至らないが，室内空気呼吸時のPaO_2が60Torr以上で70Torr以下のものを準呼吸不全とする

＊Torr = mmHg
（厚生省特定疾患呼吸不全調査研究班：呼吸不全―診断と治療のためのガイドライン．1996[1]より）

表2 修正Borgスケール

0	感じない	nothing at all
0.5	非常に弱い	very, very slight
1	やや弱い	very slight
2	弱い	slight (light)
3		
4	多少強い	some what severe
5	強い	severe (heavy)
6		
7	とても強い	very severe
8		
9		
10	非常に強い	very, very severe

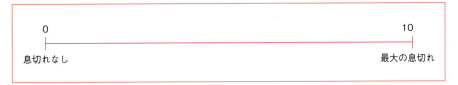

図1 VAS（視覚的アナログスケール）
10cmの直線の左端に「息切れなし」，右に「最大の息切れ」と書き，患者自身に自分の息切れ感がどのあたりに相当するかを書き込んでもらう．評価者は，その印が左端からどのくらいの距離かを測り，呼吸困難の数値を得る．

表3 修正MRC（mMRC）質問票

グレード分類	あてはまるものにチェックしてください（1つだけ）	
0	激しい運動をしたときだけ息切れがある	☐
1	平坦な道を早足で歩く，あるいは緩やかな上り坂を歩くときに息切れがある	☐
2	息切れがあるので，同年代の人よりも平坦な道を歩くのが遅い，あるいは平坦な道を自分のペースで歩いているとき，息切れのために立ち止まることがある	☐
3	平坦な道を約100m，あるいは数分歩くと息切れのために立ち止まる	☐
4	息切れがひどく家から出られない，あるいは衣服の着替えをするときにも息切れがある	☐

（日本呼吸器学会COPDガイドライン第5版作成委員会編：COPD〈慢性閉塞性肺疾患〉診断と治療のためのガイドライン2018．第5版．2018[2]より）

表4 Fletcher，Hugh-Jonesの分類

Ⅰ度	同年齢の健常者とほとんど同様の労作ができ，歩行，階段昇降も健常者なみにできる
Ⅱ度	同年齢の健常者とほとんど同様の労作ができるが，坂，階段の昇降は健常者なみにはできない
Ⅲ度	平地でさえ健常者なみには歩けないが，自分のペースでなら1マイル（1.6km）以上歩ける
Ⅳ度	休みながらでなければ50ヤード（約46m）も歩けない
Ⅴ度	会話，衣服の着脱にも息切れを自覚する．息切れのため外出できない

（Fletcher CM：Proc R Soc Med. 1952[3]より）

■文献
1) 厚労省特定疾患呼吸不全調査研究班：呼吸不全－診断と治療のためのガイドライン．メディカルレビュー社；1996．p.10．
2) 日本呼吸器学会COPDガイドライン第5版作成委員会編：COPD〈慢性閉塞性肺疾患〉診断と治療のためのガイドライン2018．第5版．メディカルレビュー社；2018．p.54．
3) Fletcher CM：The clinical diagnosis of pulmonary emphysema：an experimental study．Proc R Soc Med 1952；45(9)：577-84．

2-2 呼吸器の構造

胸郭と呼吸筋

胸郭

　胸郭は，脊椎，肋骨，胸骨，鎖骨，肩甲骨などの骨格系（図1）[1]と，横隔膜，外肋間筋，内肋間筋，斜角筋群，胸鎖乳突筋，三角筋，菱形筋などの筋肉系によって構成されている．胸郭内には，心臓，肺，食道，気管などの重要な臓器が収められており，これらを保護し，さらに呼吸運動に密接に関与している．

　胸骨は，胸骨柄，胸骨体，剣状突起から構成される．肋骨は，すべてが背側で胸椎と関節を有するが，腹側では第1～7が肋軟骨を挟んで胸骨と連結し，第8～10が肋軟骨を介してそれぞれ1つ上の肋骨とつながり，第11，12はどこにも接さず，前方端は遊離している．

　胸骨の剣状突起は，横隔膜の胸骨部が剣状突起の内面から出ており，横隔膜の位置や動きの確認における指標となる．

呼吸筋

　呼吸筋は吸気筋と呼気筋に分けられる（図2）[1]．吸気筋としては，横隔膜，外肋間筋，斜角筋，胸鎖乳突筋，大小胸筋，僧帽筋があげられ，呼気筋としては，外腹斜筋・内腹斜筋・腹横筋・腹直筋などの腹筋群，内肋間筋があげられる．

　健常者の安静吸気時には，吸気筋のうちほとんど横隔膜と外肋間筋しか作用せず，特に横隔膜は重要な主働作筋となる．横隔膜の形状は上に凸のドームであり，横断面は約270cm^{2}で，安静呼吸時では収縮によって約1.5cm下制す

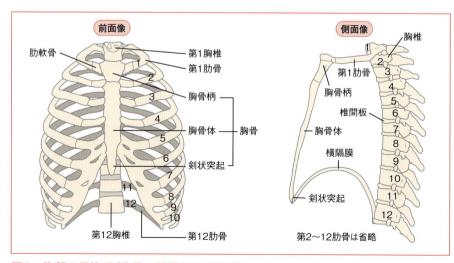

図1　胸郭の骨格系（胸骨，肋骨および胸椎）
（石川　朗：理学療法の基礎と評価．2010[1]より）

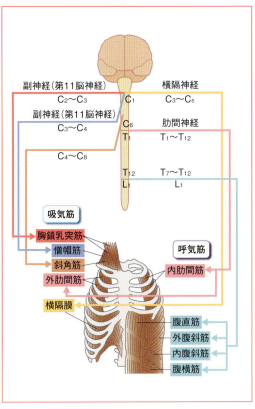

図2 呼吸筋と神経支配
(石川 朗:理学療法の基礎と評価. 2010[1]より)

る．吸気筋の収縮により胸腔内が陰圧となり（図3)[1]，空気が流入する．したがって，横隔膜の収縮のみでも概算で約400mLの1回換気量（tidal volume：TV）がある．しかしながら，慢性閉塞性肺疾患（chronic obstructive pulmonary disease：COPD）では，肺胞の破壊により肺が過膨張状態となり，横隔膜のドームの形状が崩れ，平低化する．それにより，横隔膜の動きが制限されるため，換気が不十分となり，代償的に吸気補助筋群の胸鎖乳突筋，僧帽筋，斜角筋などが作用する．

一方，健常者の呼気において，呼気筋は安静時に筋活動がほとんどみられず，吸気筋の弛緩に伴う胸郭の弾性で，受動的に呼出される．呼気筋群の主要な働きは，気道内分泌物の除去に関連した強制呼出であり，特に咳をするときは腹筋群の関与が大きい．

呼吸筋に関しては，吸気筋と呼気筋に分類した評価とプログラムを検討する必要があり，さらに個々の筋の神経支配（図2）を確認しておくことも重要である．それぞれの神経支配は，横隔膜－横隔神経（$C_3 \sim C_5$），外肋間筋－肋間神経

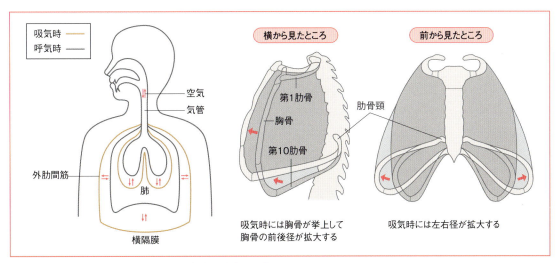

図3 呼吸運動のしくみと呼吸運動時の胸郭の動き
(石川 朗:理学療法の基礎と評価. 2010[1]より)

(T_1〜T_{12})，斜角筋群（前斜角筋-C_4〜C_6，中斜角筋-C_3〜C_8，後斜角筋-C_6〜C_8），胸鎖乳突筋-副神経（C_2〜C_3），大胸筋-C_5〜T_1，小胸筋-C_6〜C_8，外腹斜筋-T_7〜T_{12}，内腹斜筋-T_8〜L_1，腹横筋-T_7〜L_1，腹直筋-T_7〜T_{12}，内肋間筋-肋間神経（T_1〜T_{12}）となっている．

　C_3以上の高位レベルでの頸髄損傷は，横隔神経が作用せず，横隔膜の収縮を生じないことから，自発呼吸が困難となり，人工呼吸器による機械的呼吸管理が必要になる．また，横隔膜の機能が正常であっても，吸気補助筋群の機能に障害がある場合には，肺活量（vital capacity：VC）などは減少する．一方，横隔膜による換気が維持されていても，頸髄損傷や高位の胸髄損傷の場合，呼気筋群の麻痺により強制呼出力の低下を生じる．頸髄損傷などで，気道内分泌物が貯留し，無気肺を頻発しやすいのは，このような理由からである．

胸郭の動き

　胸郭の動きは，脊柱，第1肋骨，胸骨，第10肋骨，肋軟骨からつくられる形状の変化による．吸気時に横隔膜が収縮し，下制することにより胸郭が拡張する．この場合，外肋間筋や斜角筋も作用して，胸骨が挙上し，胸郭の前後径，左右径が拡大する（図3）．特に第10肋骨は，左右径の拡大が大きい．

気道と肺

気道

　気道は，上気道と下気道に分けられ，上気道は，鼻腔，口腔，咽頭，喉頭からなり，下気道は，気管，主気管支，葉および区域気管支，終末細気管支，呼吸細気管支などからなる．

　上気道の役割は，①温度の調節，②湿度の調節，③異物の除去である．気道は気管支から肺胞嚢まで約23回分岐し肺胞へ至る（図4）．気管分岐部では右気管支は約25°，左気管支は約45°の角度で分岐している（図4）．この角度の違いのため，異物の誤嚥や挿管チューブの誤挿入では，右気管支へ入り込むことが多い．また，気道内分泌物の吸引操作においても，吸引チューブが右気管支に挿入され，左肺野の喀痰が不十分になることがあるため注意を要する．

肺胞

　肺胞には，隣接している肺胞間を連絡するKohn孔や，肺胞と細気管支間を連絡するLambert管とよばれる交通路がある（図4）．これは，終末細気管支が閉塞した場合，他の肺胞からの送気によって換気を保つ側副換気として有効に作用する．

胸郭と肺葉分布の位置関係

　胸郭と肺葉分布の位置関係は，正面像で第2肋骨から上部が肺尖区に，右肺で第2肋骨と第4肋骨間が前・後上葉区に，第4肋骨と第6肋骨間が内・外側中区に，側面像で第8肋骨と中腋窩線の交点が外側肺底区の下端に，後面像で第10肋骨が後肺底区の下端にほぼ位置する（図5）．胸郭と肺葉分布の位置関係は，肺区域の分布図（図6）の理解とともに，体位排痰法における排痰体位の決定などにおいて重要である．

　触診により胸郭と肺葉分布の位置関係を確認する場合は，鎖骨直下の第1肋骨を確認し，そこから順に第2肋骨を触診し，続いて内・外側中区が位置する第4肋骨と第6肋骨間を確認する．外側肺底区の下端の確認は，まず側方より第10肋骨を触診する．この場合，第11，12肋骨の前方端は遊離していることから，その直上にある第10肋骨を確認し，それから順に第9，8肋骨を触診し，外側肺底区の下端を確認する．背側における下葉後肺底区の下端の確認は，側

方より第10肋骨を確認した後，脊柱側へ触診を進めることにより可能になる．

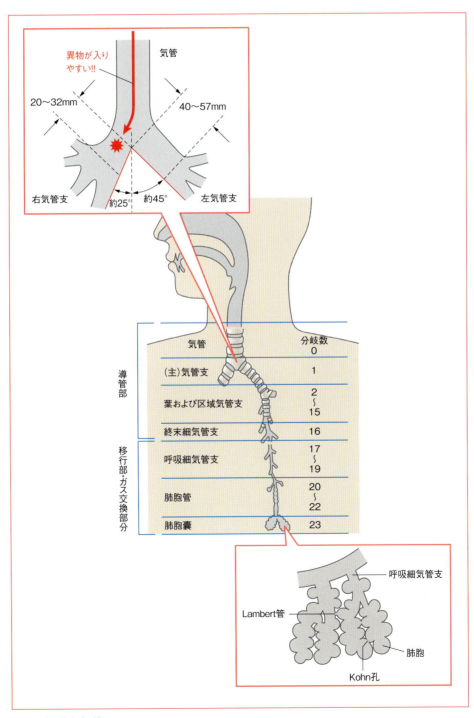

図4 気道と気管

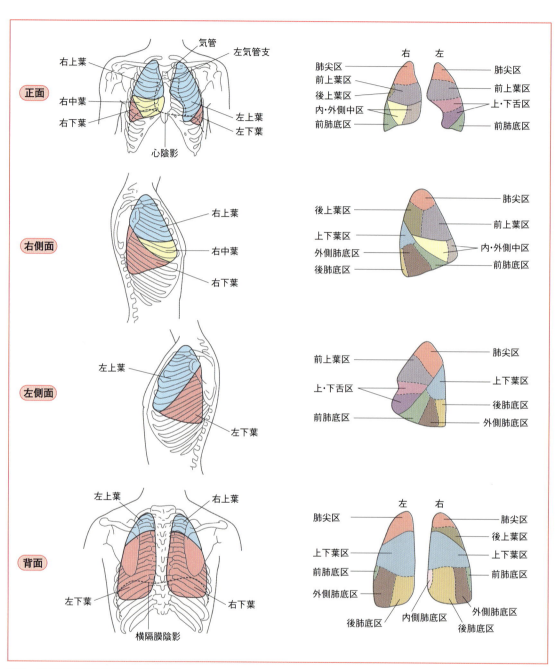

図5 胸郭と肺葉分布の位置関係
(石川 朗:理学療法の基礎と評価. 2010[1]より)

呼吸器の構造 ❷

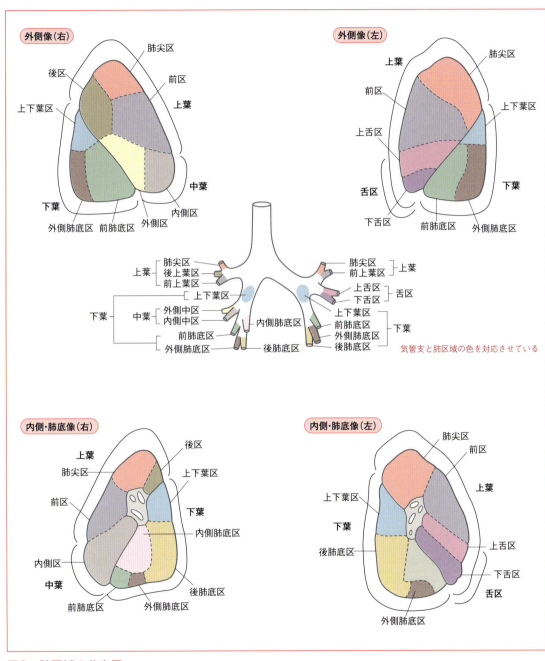

図6　肺区域の分布図
(石川　朗：理学療法の基礎と評価. 2010[1]より)

■文献
1) 石川　朗：呼吸器疾患・障害に対する評価の進め方. 細田多穂ほか編：理学療法ハンドブック(第1巻). 理学療法の基礎と評価. 改訂第4版. 協同医書出版社；2010. p.823-53.

2-3 肺機能

肺気量分画

　肺気量（lung volume：LV）は，安静または努力性の換気に際して移動する空気量のことであり，図1のように区分したものを肺気量分画という[1]．

　1回換気量（TV）は，安静時における1回の呼吸で出入りする空気量で，約400〜500mLである．人工呼吸器などでTVを設定する場合，体重比で8〜10mL/kgが用いられ，50kgの体重であれば，400〜500mLと概算される．その他，予備吸気量（IRV），予備呼気量（ERV），残気量（RV）などの定義と，その空気量を表1に

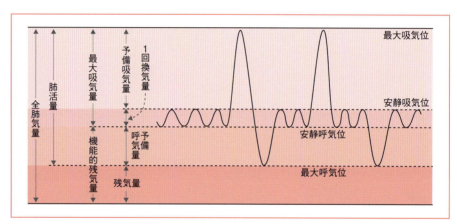

図1　肺気量分画
（日本呼吸器学会肺生理専門委員会編：呼吸機能検査ガイドライン．2004[1]より）

表1　肺気量分画の定義とその空気量

肺気量分画	略語	定義	空気量（mL）
1回換気量（tidal volume）	TV	各換気周期において吸入，あるいは呼出される空気量	約400〜500
予備吸気量（inspiratory reserve volume）	IRV	安静吸気位から，さらに吸入しうる最大空気量	約1,500〜2,500
予備呼気量（expiratory reserve volume）	ERV	安静呼気位（基準位）から呼出しうる最大空気量	約1,000
残気量（residual volume）	RV	最大呼出を行った後の肺内空気量	約1,000
肺活量（vital capacity）	VC	1回の吸入，あるいは呼出により肺から出入りしうる最大空気量	男性　約4,000〜5,000 女性　約2,500〜3,000
最大吸気量（inspiratory capacity）	IC	基準位から呼吸しうる最大空気量	
機能的残気量（functional residual capacity）	FRC	基準位における肺内空気量	

示す．

　一般的に用いられている肺活量（VC）は，最大吸気位からゆっくりと最大呼気をさせたときの空気量で，TV+IRV+ERVを意味し，日本の成人男性で約4,000〜5,000mL，女性で約2,500〜3,000mLである．また，機能的残気量（FRC）は，ERV+RVを意味し，安静呼気位（基準位）において肺内に残っている空気量を指す．FRCの増加はCOPDの特徴である．

　なお，英語では"volume"と"capacity"に表現が分けられているが，それ以上「分画できない量」が"volume"であり，「複数のvolumeの和」が"capacity"を示す．

％肺活量・1秒率・％1秒量

　換気障害の分類では，肺活量，努力性肺活量（forced vital capacity：FVC），1秒量（forced expiratory volume 1.0：FEV_1）などが重要である．健常者の肺活量は，年齢，性別，身長で予測することが可能である．日本呼吸器学会肺生理専門委員会編『呼吸機能検査ガイドライン』[1]による予測肺活量は，次のとおりである．

予測肺活量（L）＝
　男性：0.045×身長（cm）－0.023×年齢－2.258
　女性：0.032×身長（cm）－0.018×年齢－1.178

　したがって，年齢25歳，身長160cmの女性であれば，予測肺活量は3,492mLとなる．

　次に，換気機能を障害分類するうえで，％肺活量（％VC）と1秒率（forced expiratory volume 1.0％：FEV_1％）が重要である．それぞれ次の式で求められる．

％肺活量（％VC）＝（実測）肺活量÷予測肺活量×100（％）
1秒率（FEV_1％）＝1秒量÷努力性肺活量×100（％）

　1秒率とは，空気の通りにくさ，すなわち気管の閉塞の状態を表す指標である．努力性肺活量とは，最大吸気位から最大の努力で早く呼出したときの空気量のことである．また，1秒量とは，このうち最初の1秒間に呼出した量であり，特に気道閉塞の状態をよく反映し，閉塞性肺疾患の特異的な所見として重要である．

　％肺活量と1秒率から換気障害を分類（図2）すると，％肺活量80％以上，1秒率70％以上が正常範囲であり，％肺活量80％未満が拘束性換気障害，1秒率70％未満が閉塞性障害となる．このなかで，拘束性と閉塞性の両方の障害がある混合性換気障害は，肺結核後遺症で多い．また，COPDの進行に伴って拘束性の障害も呈し，混合性となることも多い．しかし，拘束性換気障害の肺線維症は，進行しても一般的には混合性換気障害となることはない．

　一方，中等症以上のCOPDでは努力性肺活量も低下する傾向にあるため，1秒率だけで重症度を分類することが困難となる．したがって，気流閉塞によるCOPDの重症度分類（p.44参照）では，対象者の実測1秒量が予測1秒量の何％に相当するかを示す％1秒量を基準としている．予測1秒量は『呼吸機能検査ガイドライン』[1]によると，次のとおりである．

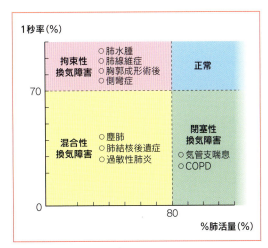

図2　換気障害の分類

予測1秒量(L)＝
男性：0.036×身長(cm)−0.028×年齢−1.178
女性：0.022×身長(cm)−0.022×年齢−0.005
↓
％1秒量＝予測1秒量÷実測1秒量×100％

さらに，肺年齢については，性別，身長，1秒量をもとに，標準回帰式の逆計算にて算出する方法が用いられている．

肺年齢＝
男性：(0.036×身長〈cm〉−1.178−1秒量〈L〉)/0.028
女性：(0.022×身長〈cm〉−0.005−1秒量〈L〉)/0.022

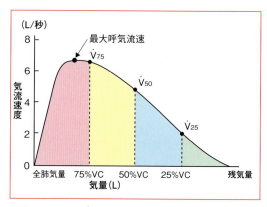

図3　フローボリューム曲線
努力性肺活量の75％，50％，25％肺気量位における呼気気流速度が$\dot{V}_{75}$, $\dot{V}_{50}$, $\dot{V}_{25}$となる．

フローボリューム曲線

フローボリューム曲線(図3)は，努力性肺活量の肺気量の変化を流速と対比して表現したものである．フローボリューム曲線を用いることにより肺機能障害のパターンの認識が可能となり，図4に示すように，閉塞性肺疾患においては最大呼気流速(peak flow：PF)は低下し，傾斜が緩やかになる．なお，気管支喘息患者が簡便なピークフローメータによってPFを計測することは，病態の自己管理の面で，重要なことである．

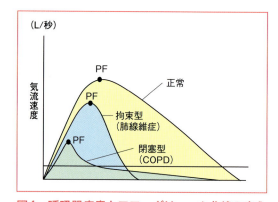

図4　呼吸器疾患とフローボリューム曲線の変化
拘束型：PFがやや低下し，下降脚の傾斜が急峻．
閉塞型：PFが低下し，下降脚の傾斜が緩やか．

■文献
1) 日本呼吸器学会肺生理委員会編：呼吸機能検査ガイドライン．メディカルレビュー社；2004．

2-4 動脈血液ガス

分圧とは

呼吸不全の状態を把握するための第一歩は，動脈血液ガスの理解であり，このなかで分圧を学習することが不可欠である．動脈血液ガスの正常値を表1に示す．

一般に高地を除き，大気圧は760mmHgであり，乾燥空気の割合は，窒素（N_2）78.1%，酸素（O_2）21.0%，アルゴン（Ar）0.9%である．したがって，大気中における乾燥空気中の窒素分圧（P_BN_2）は593.4mmHg（760mmHg×0.781），酸素分圧（P_BO_2）は159.6mmHg（760mmHg×0.210）となり，二酸化炭素分圧（P_BCO_2）は0mmHgに近い．ここでは，便宜上，窒素（N_2）79%，酸素（O_2）21%で分圧を求めると，P_BN_2は600mmHg，P_BO_2は160mmHgとなる．ただし，富士山山頂のような高地でも，酸素濃度は21%であるが，気圧が低いためにP_BO_2は低値となる．

次に，大気は鼻より吸入されることにより加湿され，飽和水蒸気圧（P_IH_2O）47mmHgを生じるため，吸入気の酸素分圧（P_IO_2）は約150mmHg（760−47mmHg）×0.21となる．さらに，肺胞気レベルでは，血液中から二酸化炭素が排出されるために，二酸化炭素分圧（P_ACO_2）40mmHgを生じ，肺胞気の酸素分圧（P_AO_2）は100mmHgへと低下する（図1）．

P_AO_2は動脈血酸素分圧（PaO_2）に反映されるため，健常な成人のPaO_2は100mmHgに近い．一方，PaO_2が80mmHgより低下している場合などは，肺胞気・動脈血酸素分圧較差（$AaDO_2$）が大きくなっており，後述するなんらかの酸素化不全が生じていると考えられる．このような大気中からの酸素分圧変化を，酸素瀑布（O_2 cascade）という（図2）[1]．

表1　動脈血液ガスの正常値

動脈血液ガス	正常値（平均値）
pH	7.35～7.45
$PaCO_2$	35～45mmHg
PaO_2	80～100mmHg
HCO_3^-	22～26mEq/L
Bass Excess	−2～+2
SaO_2	95%以上

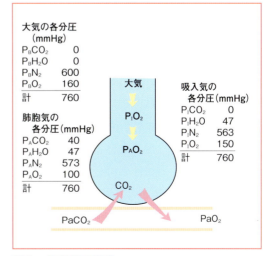

図1　各分圧の変化

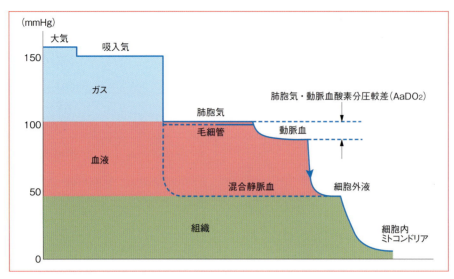

図2 酸素瀑布
(毛利昌史ほか：肺機能テキスト．第2版．2003[1]より)

動脈血液ガスからわかること

動脈血液ガス値には，呼吸機能障害の他に，循環や代謝障害に関する病態などの情報が含まれている．

動脈血液ガス分析から得られる臨床情報は，①動脈血二酸化炭素分圧（$PaCO_2$），②PaO_2と$AaDO_2$，③動脈血酸素飽和度（SaO_2），④pHとHCO_3^-などである．

$PaCO_2$は，正常値が35〜45mmHgで，換気能を判断することができる指標である．高炭酸ガス（二酸化炭素）血症は低換気状態を，低炭酸ガス血症は過換気状態を意味する．高炭酸ガス血症の主因は，中枢性の換気障害，神経筋疾患による換気障害，胸郭変形，気道や肺実質の異常状態であり，代謝性アルカローシスの代償として生じる場合もある．また，pHとHCO_3^-との組み合わせから，急性，慢性，慢性の急性増悪などの状態も把握できる．

PaO_2は，正常値が80〜100mmHgで，酸素化能を判断することができる指標である．呼吸不全の基準はPaO_2 60mmHg以下となっている（p.14参照）．低酸素血症の主因は，肺胞低換気の他に，換気血流比の不均等，肺内シャントの増大，拡散障害などの$AaDO_2$の拡大による[1]（表2）[2]．

SaO_2は，血液中のヘモグロビンがO_2と結合している割合を示し，SaO_2とPaO_2との関係は，S字型の酸素解離曲線を示す（図3）．SaO_2の正常値は95％以上である．SaO_2が90％まで低下すると，PaO_2は約60mmHgとなり，呼吸不全の境界値となる．なお，酸素解離曲線においては，PaO_2が30mmHgのときにはSaO_2が約60％，PaO_2が60mmHgのときにはSaO_2が約90％であるという，「3・6・9の法則」を覚えておくと便利である．

また，動脈血液ガスの詳細な分析には，採血が必要である．そのため，臨床においては，SaO_2に代わる指標としてパルスオキシメータによる経皮的動脈血酸素飽和度（SpO_2）のモニタリングが行われる．呼吸ケア・リハビリテー

表2 呼吸不全の分類と主な疾患

$PaO_2 \leq 60mmHg$	I型		II型
成因	[ガス交換障害] ●換気血流比不均等 ●拡散障害 ●短絡シャント	[換気障害] ●肺胞低換気	[ガス交換障害+換気障害] ●肺胞低換気 ●換気血流比の不均等 ●拡散障害 ●短絡シャント
動脈血液ガス	$PaO_2 \leq 60mmHg$ $PaCO_2 \leq 45mmHg$	$PaO_2 \leq 60mmHg$ $PaCO_2 > 45mmHg$	$PaO_2 \leq 60mmHg$ $PaCO_2 > 45mmHg$
呼吸不全を呈する主な疾患・病態	●呼吸器疾患：COPD，肺線維症・間質性肺炎，肺結核後遺症，喘息，無気肺，肺炎，ARDS，胸水・胸膜炎，気道異物など	●神経筋疾患：重症筋無力症，筋ジストロフィ，脊椎損傷など	●肺循環障害：肺血栓塞栓症，肺水腫など

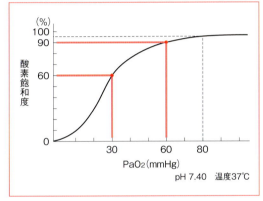

図3 酸素解離曲線

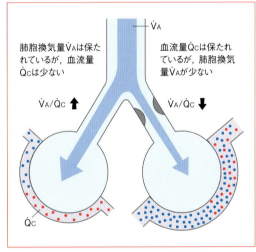

図4 換気血流比の不均等

ションの介入においては，SpO_2の測定はすべての職種にとって不可欠である．

なお，動脈血液ガス検査での注意として，採血やモニタリングを行った条件を考慮しなければならない．特に，酸素投与の条件や人工呼吸器の設定などの確認が必要である．

ガス交換障害

低酸素血症の主な原因は，肺胞低換気の他に$AaDO_2$の拡大である．$AaDO_2$の拡大は，換気血流比の不均等（図4），肺内シャントの増大（図5），拡散障害（図6）の3要素が関係し，肺胞レベルのガス交換障害の要因となっている．

換気血流比の不均等

換気血流比の不均等とは，肺内の血流量（$\dot{Q}_C$）と肺胞換気量（$\dot{V}_A$）のバランスが保てなくなった状態のことである．通常，$\dot{Q}_C$は5.0L/分，$\dot{V}_A$は4.0L/分で，$\dot{V}_A/\dot{Q}_C = 4/5 = 0.8$となる．これには，換気が血流に比べて多く，余分な換気が無駄になる場合（$\dot{V}_A/\dot{Q}_C \uparrow$）と，換気が血流に比べて少なく，十分な酸素を受け取ることができない場合（$\dot{V}_A/\dot{Q}_C \downarrow$）がある（図4）．

肺内シャントの増大

肺内シャントとは，体内を循環してきた静脈

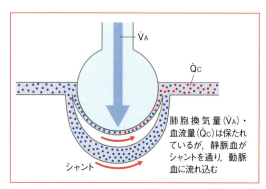

図5　肺内シャントの増大

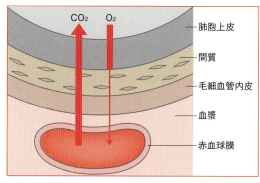

図6　拡散障害

血が，換気が行われる肺胞を通過しないで動脈血に流れ込むことであり（図5），無気肺や肺水腫などでみられる．また，急性呼吸窮（促）迫症候群（acute respiratory distress syndrome：ARDS）においても，肺内シャントの増大が低酸素血症の主な原因になっている．

拡散障害

　拡散障害とは，酸素が肺胞から赤血球へ到達する際に，主に間質などに阻まれ，酸素の拡散が阻止されることである（図6）．間質性肺炎，またその終末像である肺線維症や肺水腫などが拡散障害を起こす典型的な疾患である．

■文献
1) 毛利昌史，工藤翔二，久田哲哉：肺機能テキスト．第2版．文光堂；2003．
2) 長尾啓一：理学療法MOOK4　呼吸理学療法．三輪書店；1999．p.34-43．

2-5 血液・生化学的検査

C反応性蛋白（CRP）

　C反応性蛋白（C-reactive protein：CRP）は，急性炎症反応が発生した後，約2～3時間で急激に増加する蛋白質である．そのため，呼吸器疾患の急性増悪や誤嚥性肺炎などの呼吸器感染症の早期診断や重症度の確認，さらに経過観察などに利用される．炎症に対する反応が早いため，急性炎症の場合，炎症の強さと長さを判断するのに最も鋭敏な指標となる．CRP値上昇の程度は組織障害の強さを反映し，障害が強いほど上昇傾向が著しく，CRP値が高値を示す期間も長くなる．

　CRPの有無を調べる定性法では，陰性（−）が正常である．ごくわずかでも炎症がある場合には弱陽性，その後，炎症の強さに応じて強い陽性反応を示す．一方，一定の量のなかに含まれるCRP量を調べる定量法では，0.3mg/dL未満が正常，0.3～1mg/dLで軽度の上昇，1mg/dL以上で中等度の上昇，10mg/dL以上で高度の上昇とされている．

内臓蛋白

　呼吸不全患者の多くは，呼吸効率が悪いため，呼吸に対するエネルギー消費が大きく，結果的に栄養状態が不良となっている場合が多い．そのため，栄養に関係する生化学的検査の確認も必要である．そのなかでも重要なのが，内臓蛋白に関する指標である．

　体蛋白は体重の約40%を占め，このうち約30%が筋蛋白で，残り約10%が内臓蛋白である．内臓蛋白には，アルブミン（albumin：Alb），トランスサイレチン（プレアルブミン），トランスフェリン，レチノール結合蛋白などがある．このうち，一般的に用いられている指標はAlbで，正常値は4.0～5.0g/dLである．しかし，Albは半減期が比較的長いため，短期の蛋白栄養状態の測定には不向きである．短期の蛋白栄養状態の評価には半減期の短いトランスサイレチンやトランスフェリン，レチノール結合蛋白がよい指標となる（表1）．

表1　主な内臓蛋白

蛋白	正常値	半減期
アルブミン	4.0～5.0g/dL	17～23日
トランスサイレチン（プレアルブミン）	22～40mg/dL	1.9日
トランスフェリン	200～350mg/dL	7～10日
レチノール結合蛋白	7～10mg/dL	10～19時間

2-6 画像所見

胸部画像所見には，胸部を平面として撮影する単純X線検査と，断面として撮影するコンピュータ断層撮影（CT）検査が用いられている．単純X線と胸部CTの読影を，各々のフィジカルアセスメントに適応させて行い，患者の肺野病変や病態などを特定する．

胸部単純X線検査

単純X線検査は，照射されたX線が人体を通ってフィルムに達する過程で，X線の透過性が組織によって異なる性質を利用したもので，X線写真の陰影の濃度（density）差を判別する．X線透過性の段階を表1に示す．陰影の濃度は，透過性の低いものから，①骨，②水分，③脂肪，④空気の4つに大別でき，X線透過性減弱度の大きい骨や心臓，筋は白く写り，空気を含んだ肺は黒く写る．

読影手順を表2に示す．読影のポイントは，撮影条件の確認後，胸郭全体から徐々に胸膜，横隔膜，縦隔，心陰影，そして最後に肺野の順に，大きな部位から少しずつ細部に移行しながら観察することである．健常者の胸部単純X線を図1に，胸部単純X線による陰影を図2[1]に示

す．

シルエットサインとは，水とほぼ同じX線減弱度をもつ病変が相接して存在するため，本来確認されるべき境界が不明瞭となったものをいう．またエア・ブロンコグラムは，肺炎などにより肺胞腔内が滲出液で満たされることによって，本来確認されない気管支影が見えることをいう．

コンピュータ断層撮影（CT）検査

健常者の胸部CTを図3に示す．

胸部CTは，単純X線に比べ，臓器・組織ごとの違いを判断することが可能であり，さらに横断面での画像が得られる利点がある．特に，ヘリカルCTやマルチスライスCTの開発により連続撮影が可能となり，小さな病巣の発見や，立体的な画像合成も可能となった．

読影手順は，①スライス厚などの撮影条件，②胸壁・胸膜の病変，③縦隔病変，④肺野病変の確認の順に進める．

表1　X線透過性の段階

弱 ↕ 強		
骨	：	石灰化，金属異物
水分	：	血液，心血管，筋肉（横隔膜），実質臓器，胸水
脂肪	：	皮下脂肪，筋肉間脂肪，縦隔脂肪
空気	：	肺，気管，腸ガス

表2　読影手順

①撮影条件の確認
②骨・軟部組織：肋骨骨折，肋間の開大，胸郭成形術，軟部組織の腫瘤の確認
③胸膜，肋骨横隔膜角：胸膜の癒着，肥厚，胸水貯留の確認
④横隔膜：形状と高さの確認
⑤縦隔：心陰影との辺縁，心胸郭比，気管の位置，分岐角度の確認
⑥肺野：異常陰影，透過度，シルエットサイン，エア・ブロンコグラムの確認

画像所見 ⑥

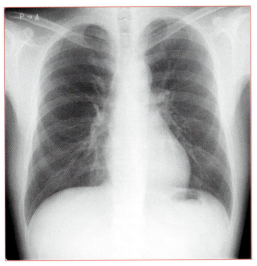

図1　胸部単純X線（健常者）

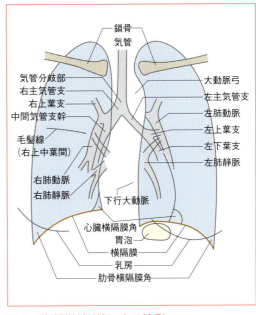

図2　胸部単純X線による陰影
（石川　朗：理学療法の基礎と評価．2010[1]より）

単純X線で病巣が不明瞭である荷重側肺障害などにおいては，胸部CTが特に有効であることが多い．

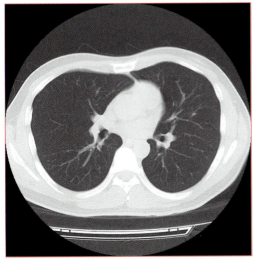

図3　胸部CT（健常者）

■文献
1）石川　朗：呼吸器疾患・障害に対する評価の進め方．細田多穂ほか編：理学療法ハンドブック（第1巻）．理学療法の基礎と評価．改訂第4版．協同医書出版社；2010．p.823-53.

2-7 薬物治療

　呼吸器疾患や呼吸障害に対する薬物は，その目的によって，気管支拡張薬，ステロイド薬，喀痰調整薬，抗生物質などに分類される．ここでは，主にCOPDや気管支喘息で使用される薬物を中心に記載する．

　呼吸器疾患や呼吸障害に対する薬物の主な投与方法には，吸入，経口，注射，貼付があり，吸入に用いられる薬剤にはドライパウダー製剤とエアゾール製剤，またネブライザーで使用される吸入液に分類される．

気管支拡張薬

　気管支拡張薬は細くなった気管支を広げるための薬物で，息切れを軽くし，楽に動けるようになることを目的としている．

　気管支拡張薬は，作用時間の長短と抗コリン薬かβ_2刺激薬によって，短時間作用性抗コリン薬（short-acting muscarinic antagonist：SAMA），短時間作用性β_2刺激薬（short-acting β_2-agonist：SABA），長時間作用性抗コリン薬（long-acting muscarinic antagonist：LAMA），長時間作用性β_2刺激薬（long-acting β_2-agonist：LABA）に分類される（吸入薬の上記分類に加え，内服のテオフィリン製剤，貼付のβ_2刺激薬もある）（図1①）．

　SAMAとSABAは，運動時や入浴時など日常生活での呼吸困難の予防に有効である．一般に，気管支拡張の効果はβ_2刺激薬のほうが速くみられる．

　LAMAは1回の吸入で作用が24時間持続し，1秒量や努力肺活量の改善効果が翌朝まで認められる．LABAも1回の吸入で作用が12～24時間持続する．また，LAMAとLABAの配合薬も使用されている（図1②）．

ステロイド

　ステロイドは副腎でつくられる副腎皮質ホルモンの一種である．ステロイドホルモンを薬として使用すると，体の中の炎症を抑えたり体の免疫力を抑制したりする作用がみられる．

　呼吸器疾患に対するステロイドは，吸入ステロイド（inhaled corticosteroid：ICS）と経口や注射によるステロイドに大別される（図2）．ICSは気道の炎症を抑える効果が最も高いことから喘息治療の基本であり，COPDにおいてはLABAとの配合薬として使用されることが多い．

吸入ステロイド＋長時間作用性β_2刺激薬

　ICSとLABAの配合薬は，それぞれ単剤で使用するよりもCOPDの呼吸機能や運動耐容能を改善し，また呼吸困難を軽減させる（図3）．

喀痰調整薬

　痰の喀出が困難なときに用いる．経口薬とネブライザーによる吸入薬があり，気管支拡張薬との併用を原則とする（図4）．COPDの増悪頻度と増悪期間を減少させる．

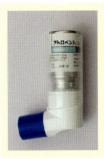
イプラトロピウム臭化物水和物（アトロベント®エロゾル）

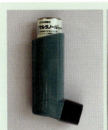
サルブタモール硫酸塩（サルタノール®インヘラー）

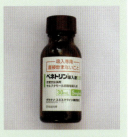
サルブタモール硫酸塩（ベネトリン®吸入液）

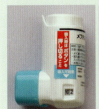
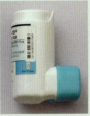
プロカテロール塩酸塩水和物（メプチンエアー®）

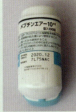
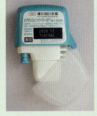
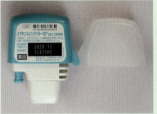
プロカテロール塩酸塩水和物（メプチン®スイングヘラー®）

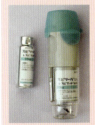
チオトロピウム臭化物水和物（スピリーバ®レスピマット®）

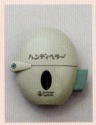
チオトロピウム臭化物水和物（スピリーバ®ハンディヘラー®）

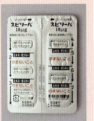

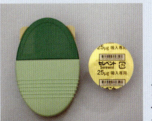
サルメテロールキシナホ酸塩（セレベント®ロタディスク）

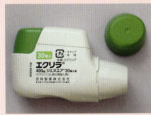
アクリジニウム臭化物（エクリラ®ジェヌエア®）

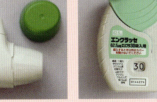
ウメクリジニウム臭化物（エンクラッセ®エリプタ®）

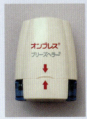
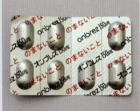
インダカテロールマレイン酸塩（オンブレス®ブリーズヘラー®）

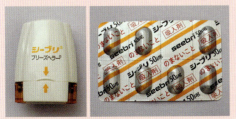
グリコピロニウム臭化物（シーブリ®ブリーズヘラー®）

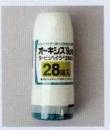
ホルモテロールフマル酸塩水和物（オーキシス®タービュヘイラー®）

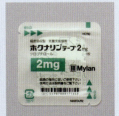
ツロブテロール（ホクナリン®テープ）

図1① 気管支拡張薬（ ：SAMA， ：SABA， ：LAMA， ：LABA）

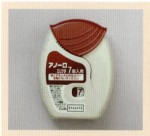
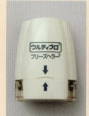
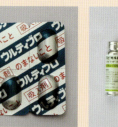

ウメクリジニウム臭化物／ビランテロールトリフェニル酢酸塩（アノーロ®エリプタ®）

グリコピロニウム臭化物／インダカテロールマレイン酸塩（ウルティブロ®ブリーズヘラー®）

チオトロピウム臭化物／オロダテロール塩酸塩（スピオルト®レスピマット®）

図1② 気管支拡張薬（　　：LAMA＋LABA）

【吸入】

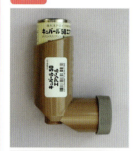
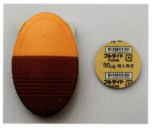
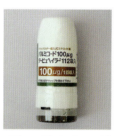
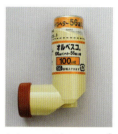

フルチカゾンプロピオン酸エステル（フルタイド®ロタディスク®）

ブデソニド（パルミコート®タービュヘイラー®）

シクレソニド（オルベスコ®インヘラー）

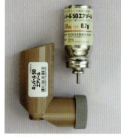
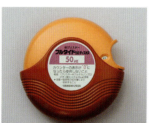
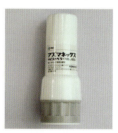
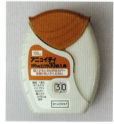

ベクロメタゾンプロピオン酸エステル（キュバール™エアゾール）

フルチカゾンプロピオン酸エステル（フルタイド®ディスカス®）

モメタゾンフランカルボン酸エステル（アズマネックス®ツイストヘラー®）

フルチカゾンフランカルボン酸エステル（アニュイティ®エリプタ®）

【経口】

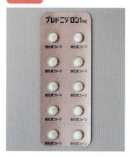
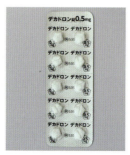
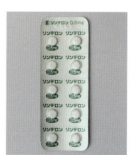

プレドニゾロン（プレドニン®）

デキサメタゾン（デカドロン®）

ベタメタゾン（リンデロン®）

図2　ステロイド

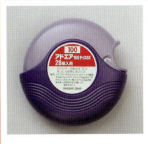
サルメテロールキシナホ酸塩／フルチカゾンプロピオン酸エステル（アドエア®ディスカス®）

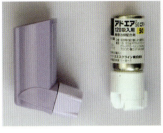
サルメテロールキシナホ酸塩／フルチカゾンプロピオン酸エステル（アドエア®エアゾール）

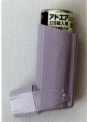

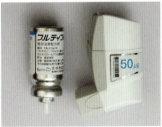
フルチカゾンプロピオン酸エステル／ホルモテロールフマル酸塩水和物（フルティフォーム®エアゾール）

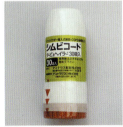
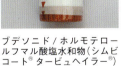
ブデソニド／ホルモテロールフマル酸塩水和物（シムビコート®タービュヘイラー®）

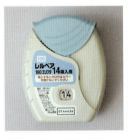
ビランテロールトリフェニル酢酸塩／フルチカゾンフランカルボン酸エステル（レルベア®エリプタ）

図3　吸入ステロイド＋長時間作用性β₂刺激薬

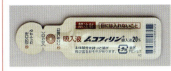
アセチルシステイン（ムコフィリン®吸入液）

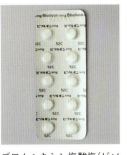
ブロムヘキシン塩酸塩（ビソルボン®）

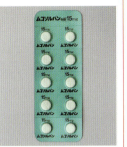
アンブロキソール塩酸塩（ムコソルバン®）

図4　喀痰調整薬

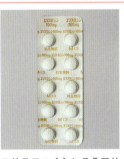
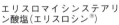
エリスロマイシンステアリン酸塩（エリスロシン®）

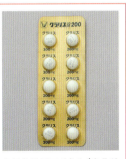
クラリスロマイシン（クラリス®）

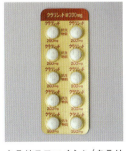
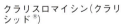
クラリスロマイシン（クラリシッド®）

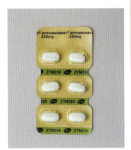
アジスロマイシン水和物（ジスロマック®）

図5　マクロライド系抗生物質

マクロライド系抗生物質

　COPDの増悪時などに使用される．細菌の蛋白質合成を阻害し，細菌の増殖を抑えることで抗菌作用をあらわす薬物である（図5）．肺炎の原因菌に適した抗菌薬を使用し，増悪の改善を目指す．

2-8 酸素療法・在宅酸素療法

酸素療法は，種々の理由により生じた低酸素症に対し，吸入気の酸素濃度を室内気の約21％より高めて吸入させる治療法である．酸素療法によって，低下したPaO_2の改善，呼吸仕事量の軽減，右心負荷の軽減，さらに慢性呼吸不全に対しては，長期吸入により生命予後を改善する効果がある．

一般的な適応基準としては安静時PaO_2が60mmHg未満であり，酸素投与の目安が慢性呼吸不全においてPaO_2 60mmHg以上となる．しかし，労作時に低酸素血症を生じている場合もあり，パルスオキシメータによって労作時のSpO_2をモニタリングし，労作時のSpO_2が90％以上を維持しているかを目安とすることもある．

酸素投与方法

酸素投与方法は，低流量システムと高流量システム，リザーバーシステムに分類される（表1）．

低流量システム

低流量システムとは，患者の1回換気量以下の酸素ガスを供給する方式で，不足分は鼻腔周囲の室内気を吸入する．一般的に，鼻カニューラや簡易酸素マスクが使用される．低流量システムは，吸入酸素濃度の設定ができないため，同じ酸素流量でも患者の呼吸パターンにより吸入酸素濃度が変化する．

高流量システム

高流量システムとは，患者の1回換気量以上の酸素ガスを供給する方式で，患者の呼吸パターンによらず，設定濃度の酸素を吸入させることができる．

リザーバーシステム

リザーバーシステムとは，呼気に含まれる酸素をリザーバーバッグに溜め，吸気の際，通常

表1 酸素投与方法

低流量システム
①鼻カニューラ ②簡易酸素マスク ③オキシアーム ④経皮的気管内カテーテル

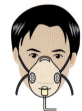
簡易酸素マスク

高流量システム
①ベンチュリーマスク ②ネブライザー機能付き酸素吸入装置

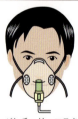
ベンチュリーマスク

リザーバーシステム
①リザーバー付き酸素マスク ②リザーバー付き鼻カニューラ，ペンダント型リザーバー付き鼻カニューラ

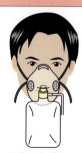
リザーバー付き酸素マスク

流れる酸素に加え，リザーバーバッグ内に溜まった酸素を吸入させる方式である．

投与方法・酸素流量と酸素濃度の関係を表2[1]に示す．

酸素療法における合併症

酸素療法の合併症としては，CO_2ナルコーシスと酸素中毒が代表的である．

CO_2ナルコーシス

CO_2ナルコーシスとは，肺胞低換気となっているCOPDや肺結核後遺症，または神経筋疾患，胸郭変形症例などにおいて生じる．これらの疾患は，低酸素血症に加え，高炭酸ガス血症を生じているため，呼吸中枢は頸動脈小体への低酸素刺激で制御されているが，ここへ高濃度酸素が吸入されると，一時的に低酸素血症が改善されて呼吸中枢が働かなくなり，呼吸が抑制される．この状態をCO_2ナルコーシスという．この場合，低流量の酸素投与と頻回の動脈血液ガスの確認が必要となる．

酸素中毒

酸素中毒とは，高分圧の酸素を長期にわたって吸入し続けることによって，身体にさまざまな異常を生じた状態をいう．1気圧下では，吸入酸素濃度（F_IO_2）が60％以下であれば酸素障害の危険性はない．したがって，急性呼吸不全において長時間の酸素投与を行う場合，F_IO_2は60％以下が原則とされている．F_IO_2 100％での投与は，緊急時や気管吸引前後などに，短時間で使用する．

在宅酸素療法

在宅酸素療法とは

慢性呼吸不全患者などに対し，在宅にわたる酸素療法を欧米では長期酸素療法（long term oxygen therapy：LTOT）と称されている．一方，本邦では在宅酸素療法（home oxygen therapy：HOT）とよばれ，1985年に保険適用になって以降急速に普及し，現在では約16万人以上に対し実施されている．HOTの導入により，呼吸困難の改善，生活の質（quality of life：QOL）の向上，さらに生命予後の改善が報告されている．

適応基準

医療診療報酬点数表（2018年4月版）による保険適用基準を表3に示す．

酸素供給装置

酸素供給装置には，酸素濃縮装置，液化酸素装置，携帯用高圧酸素ボンベなどがある．

■酸素濃縮装置

酸素濃縮装置とは，家庭用の電源で動き，室内気の約79％の窒素を分離し，酸素を濃縮して90％以上の酸素を連続的に発生させる機器である（図1）．安全性が高いため，HOT患者の9割以上が使用している．外出時や停電時には携帯用酸素ボンベを併用する．また，近年は携帯型酸素濃縮装置（図2）も使用され始めた．

表2 酸素投与方法と吸入酸素濃度の目安

投与方法	流量（L/分）	吸入酸素濃度の目安（％）
鼻カニューラ	1	24
	2	28
	3	32
	4	36
	5	40
	6	44
簡易酸素マスク	5〜6	40
	6〜7	50
	7〜8	60
リザーバー付き酸素	6	60
	7	70
	8	80
	9	90
	10	90〜

（日本呼吸器学会肺生理専門委員会ほか編：酸素療法ガイドライン．2006[1]をもとに作成）

表3　在宅酸素療法の保険適用基準（2018年4月）

- 在宅酸素療法の対象疾患は，高度慢性呼吸不全例，肺高血圧症，慢性心不全およびチアノーゼ型先天性心疾患
- 高度慢性呼吸不全例のうち，対象となる患者は在宅酸素療法導入時に動脈血酸素分圧55mmHg[*]以下の者および動脈血酸素分圧60mmHg以下で睡眠時または運動負荷時に著しい低酸素血症を来たす者であって医師が在宅酸素療法を必要であると認めた者
- 慢性心不全患者のうち，医師の診断により，NYHA[**]Ⅲ度以上であると認められ，睡眠時のチェーンストークス呼吸がみられ，無呼吸低呼吸指数が20以上であることが睡眠ポリグラフィー上確認されている症例
- 群発頭痛の患者のうち，群発期間中の患者で，1日平均1回以上の頭痛発作を認める者

[*]mmHg=Torr
[**]NYHA：ニューヨーク心臓協会（New York Heart Association）が定めた心不全の症状の程度分類

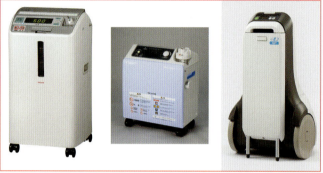

図1　酸素濃縮装置　　　　　　　　　　　　図3　液体酸素装置（子容器・親容器）

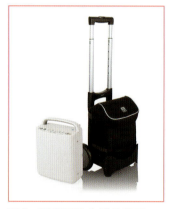

図2　携帯型酸素濃縮装置

■ 液体酸素装置

　液体酸素装置とは，低温液化した酸素を気化させ酸素を供給する機器である．定置式の親容器と携帯用の子容器からなり，親容器に液体酸素を充填させる（図3）．自宅での酸素吸入では親容器から直接吸入し，外出時には親容器から子容器に液体酸素を小分けして使用する．液体酸素は液化状態から気化させると約856倍の容量に相当する酸素ガスになり，酸素濃度が99.5％以上の純酸素である．電気代は不要であるが，親容器の設置場所に制限があり，高齢者では子容器への充填が困難な場合があり，現状では使用者が限られている．

■ 携帯用高圧酸素ボンベ

　携帯用高圧酸素ボンベ（図4）とは，圧縮された酸素をボンベに詰めたものであり，ボンベは軽量化のため，一般的にアルミニウムとアルミニウムに合成樹脂を巻いたFRP（繊維強化プラスチック）の容器が用いられている．容積は1L（気体容量150L前後），2L（気体容量300L前後）の容器が多い．外出時に使用するため，無駄なく酸素を利用できるように，酸素節約装置（呼吸同調式デマンドバルブ）を併用する．呼吸同調式デマンドバルブ（図5）は，吸気時に酸素が流れ，呼気時に酸素を停止させる装置で，使用する酸素を1/2～1/3程度に節約すること

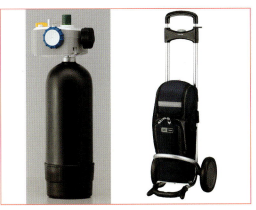

図4　携帯用高圧酸素ボンベ

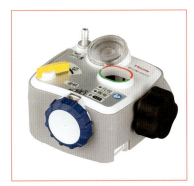

図5　呼吸同調式デマンドバルブ

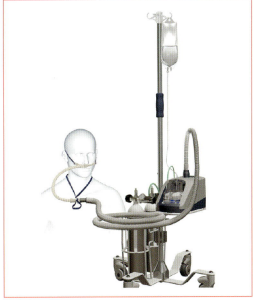

図6　ネーザルハイフロー

が可能である．

ハイフローセラピー（ネーザルハイフロー）

　ハイフローセラピーとは，鼻カニューラにより高流量の酸素を流す酸素療法であり，本邦では，Fisher&Paykel HEALTHCARE社の商品名であるネーザルハイフローとよばれることが多い（図6）．重症の間質性肺炎など，Ⅰ型呼吸不全が適応となり，急速に普及しつつある．

　従来，鼻カニューラにより高流量の酸素を流すと，鼻腔内の乾燥や痛みなどが発生するため，酸素投与量は6L/分以下の低流量で実施していたが，ネーザルハイフローでは加温加湿器などを用い，高流量（30L/分以上）の酸素を流すことができる．

　主な効果としては，①高流量の高濃度酸素投与および死腔の洗い流しにより，精度の高いF_IO_2の吸入が可能となり酸素化を改善する，②軽度のPEEP（positive end expiratory pressure）様効果，③高濃度の酸素投与をしながら食事ができるためQOLの維持が可能，などがある．

■文献
1）日本呼吸器学会肺生理専門委員会ほか編：酸素療法ガイドライン．メディカルレビュー社；2006．

2-9 人工呼吸療法・在宅人工呼吸療法

人工呼吸器とは

　人工呼吸器とは，呼吸不全の症例に対し，ごく短時間から数十年にわたり呼吸を自動的に行う医療機器の総称である．したがって，人工呼吸器が導入され呼吸ケアや呼吸リハビリテーションを必要とする対象疾患は，術後呼吸管理，ARDS，外傷や熱傷などのICUにおける症例や神経筋疾患，加えて肺結核後遺症やCOPDの進行例のⅡ型呼吸不全などであり，さらに睡眠時無呼吸症候群(sleep apnea syndrome：SAS)へも導入されている．

　近年，非侵襲的陽圧換気(noninvasive positive pressure ventilation：NPPV)による在宅人工呼吸療法(home mechanical ventilation：HMV)も急速に増加しており，人工呼吸管理中の呼吸ケアや呼吸リハビリテーションがいっそう重要となってきている．

なぜ人工呼吸器が必要なのか

　どのような患者に人工呼吸器による呼吸管理を行わねばならないのか．人工呼吸器による呼吸管理は呼吸不全の患者が対象であり，呼吸不全は換気不全と酸素化障害の2つの側面より理解することが基本である．人工呼吸器には，呼吸不全の病態に適応した設定モードや呼吸管理の概念がある．そのため，換気不全と酸素化障害の対応するモードを分けて理解することが，人工呼吸療法の理解につながる．

換気不全

補助換気と調節換気

　換気不全の程度は，自発呼吸の状況により次の3段階に分類できる．Ⅰ．自発呼吸は十分あり，換気不全がない，Ⅱ．自発呼吸はあるがそれだけでは不十分であり，換気不全が若干生じている，Ⅲ．自発呼吸はないまたはほとんどなく，換気不全が生じている．

　Ⅰの段階では換気不全に対する人工呼吸療法は必要なく，Ⅱの段階では換気量の不足分を補う補助換気(support ventilation)が選択され，Ⅲの段階では換気量をすべて人工呼吸器に依存する調節換気(control ventilation)を選択する(表1)．

　一方，患者の自発呼吸の状態により，ⅡとⅢの段階のどちらにも対応するA/C control(アシストコントロール)の設定もある．

　A(assist)は，補助換気の意味であり，自発呼吸があった場合，そのタイミングで呼吸器に設

表1　人工呼吸療法の導入基準

	自発呼吸	換気不全	人工呼吸
Ⅰ	十分にある	ない	必要なし
Ⅱ	あるが弱い	若干ある	補助換気(不足分を補う)：support, assist
Ⅲ	ない/ほとんどない	ある	調節換気(すべてを依存)：control

定された換気（強制換気）が行われる．C（control）は，患者の自発呼吸がなければ，呼吸器に設定されたとおりの換気が行われる．

従量式と従圧式

次に，換気不全に対する人工呼吸の設定は，大きく従量式（volume）と従圧式（pressure）の2つに分類できる．

■ 従量式

従量式とは，1回換気量と呼吸数を決めて換気量の保持を優先した換気法である．利点としては，換気量が確保できることである．一方，欠点としては，肺の硬い（コンプライアンスが低い）症例では，気道内圧がすぐに上昇することがあげられる．肺実質に過大な圧負荷が生じ，人工呼吸器による圧損傷（barotrauma）が生じる場合があり，気道内圧が40cmH$_2$Oを超えると圧損傷のリスクがあるといわれている．例えとして，膨らみづらい風船にむりやり空気を送り込むと最後には風船が破裂するのと同様である．したがって，COPDや肺結核後遺症，またARDSなどで従量式を使用する際は，慎重に対応しなければならない．

■ 従圧式

従圧式とは，気道内圧を決めてその気道内圧のなかで換気量を維持する換気法である．利点としては，気道内圧を制御できるため圧損傷を予防することが可能である．一方，欠点としては，肺のコンプライアンスによって換気量が異なり，換気量を確保できるとは限らないことである．この場合，1回換気量のモニタリングと動脈血液ガスの確認が不可欠となる．

基本的換気モード

前述のとおり，換気不全に対する人工呼吸器の設定は，従量式と従圧式，補助と調節呼吸の組み合わせによる4種が基本となる（図1）．自発呼吸がない場合や呼吸数が著しく減少してい

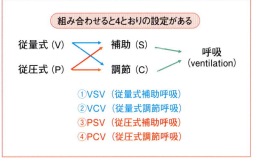

図1　換気不全に対する人工呼吸器の設定方法（基本的換気モード）

る場合には，従量式調節呼吸（volume control ventilation：VCV）や従圧式調節呼吸（pressure control ventilation：PCV）を選択し，呼吸数が正常で1回換気量が少ない場合には，従圧式補助呼吸（pressure support ventilation：PSV）や従量式補助呼吸（volume support ventilation：VSV）を選択する．

その他の換気モード

■ 同期的間欠的強制換気

同期的間欠的強制換気（synchronized intermittent mandatory ventilation：SIMV）は，患者の呼吸努力を人工呼吸器が検知すると換気補助し，一定時間以上呼吸がない場合には強制換気をする．患者の状況によって，補助呼吸の場合もあれば調節呼吸の場合もあり，さらに従量式でも従圧式でも対応可能である．

■ 二相性陽圧呼吸

二相性陽圧呼吸（bilevel positive airway pressure：BiPAP）は，従圧式の換気モードであり，吸気相気道内圧（inspiratory positive airway pressure：IPAP）と呼気相気道内圧（expiratory positive airway pressure：EPAP）の2つの圧を設定して換気を行う．実際上は，IPAP－EPAPが従圧式補助（pressure support：PS），EPAPがほぼ呼気終末陽圧（positive end expiratory pressure：PEEP）となる．NPPVにてCOPD

や肺結核後遺症，神経筋疾患，さらにICUでも用いられている．

酸素化障害

呼気終末陽圧

酸素化障害に対し人工呼吸器で可能なことは2点であり，一つが酸素投与であり，もう一つがPEEPである．

このうち酸素投与は，人工呼吸器の回路に酸素を組み合わせることで可能となり，ICUで使用される人工呼吸器では詳細な酸素濃度設定ができる．しかし，酸素投与は人工呼吸器だからできるものではなく，鼻カニューラや簡易酸素マスクでも可能である．

一方，PEEPは人工呼吸器だからできる設定であり，肺胞の虚脱を防ぐため気道内圧を呼気終末でも大気圧より高い状態に保つ機能である．呼気時は肺胞がしぼむためガス交換には不利な状況となる．これに対し，PEEPでは呼気時においても陽圧を与え肺胞を膨らませ，ガス交換を行いやすい状況にすることで酸素化の改善を図っている．PEEPは換気不全がどの状況であっても使用することは可能であり，逆に筋萎縮性側索硬化症（amyotrophic lateral sclerosis：ALS）のように換気不全があっても酸素化障害がない場合は使用しない．

持続的気道陽圧

持続的気道陽圧（continuous positive airway pressure：CPAP）とは，吸気時，呼気時にかかわりなく常に一定のPEEPを加えたままにする換気方法である．人工呼吸器からの離脱時や自発換気時は必要ないが酸素化に障害がある患者に使用する．通常はそれにPSVを併用することが多い．

一方，酸素化障害とは直接的に関係なく，SASに対し気道の閉塞を防ぐための手段として，睡眠時のみNPPVにてCPAPが用いられることもある．

換気経路の種類

人工呼吸器で行われる換気経路は，気管挿管，気管切開，マスクの3つに大別される．

気管挿管は，緊急時または手術時において選択される気道確保であり，最も迅速で確実な方法である．しかし，人工呼吸管理が長期にわたる場合，人工呼吸器関連肺炎（ventilator-associated pneumonia：VAP）のリスクがあり，気管切開に移行することが多い．

気管切開は，一般的に2週間以上の長期にわたる人工呼吸管理で選択される．気管切開下人工呼吸療法（tracheostomy positive pressure ventilation：TPPV）は，気管吸引が行いやすいという利点があり，神経筋疾患に対する人工呼吸管理において用いられることが多かったが，最近ではマスクによるNPPVが増加傾向にある．

マスクは，鼻マスクやフルフェイスマスクなどの種類があり，NPPVに対して用いられる．着脱が容易であり，会話ができる，食事が可能など，患者のQOLを向上させることができる．しかし，マスクのフィッティング不良によって潰瘍が生じる場合があるため注意を要する．

在宅人工呼吸療法

在宅人工呼吸療法（HMV）は，自宅など医療機関以外で人工呼吸器を使用し，人工的に呼吸を行いながら生活を送るものであり，在宅でも使用できるように設計された人工呼吸器を使用する（図2）．在宅で使用可能な人工呼吸器は，一般的に医療機関で使用されている人工呼吸器

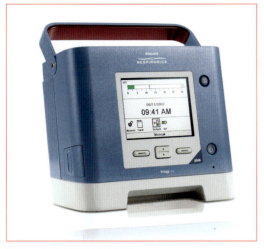

図2　在宅用人工呼吸器

と異なり，配管を必要としない．電気だけで作動し，人工呼吸器内のシリンダーによって陽圧がつくられ換気を行う．小型で軽量であり，内部バッテリーによる作動で外出などを可能にする機器もある．

『在宅呼吸ケア白書』によると，2004年6月現在，HMVの患者は約17,500人であり，そのうちマスク使用のNPPVが約15,000人，TPPVが2,500人と報告されている．また，2013年の宮地の全国調査[1]では，NPPV10,453人，TPPV4,521人と報告されている．対象疾患として，NPPVではCOPDや肺結核後遺症など呼吸器疾患が過半数を占め，TPPVでは神経筋疾患が圧倒的に多い．

HMVの導入に際しては，在宅用人工呼吸器の取り扱い方法を，本人や介護者が習得することが前提であるが，加えて人工呼吸器以外の加温加湿器，アンビューバッグ，吸引器，パルスオキシメータ，外部バッテリーなどの機器の準備と取り扱い方法の習得も不可欠である．特に，緊急時対応のためのマニュアルづくり，安全管理のための連絡網のチェック，吸引方法の習得などには注意を払う．

■文献

1）宮地隆史：在宅人工呼吸装着者の都道府県別全国調査．難病と在宅ケア 2015；20：21-4．

2-10 呼吸器疾患・病態

慢性閉塞性肺疾患（COPD）

疾患概念

慢性閉塞性肺疾患（COPD）は，タバコ病とよばれるように，喫煙が最大の理由となる生活習慣病である．喫煙により肺に慢性炎症が生じ，これにより肺胞の破壊や気管支粘液腺の肥大が起こり，労作時の呼吸困難が生じて咳（咳嗽）や喀痰が増加する．以前は，肺気腫と慢性気管支炎に分けられていたが，現在は慢性の気流制限を呈する2つの閉塞性肺疾患を合わせてCOPDとよぶ．日本での潜在患者数は530万人以上とされているが，受診患者数は34万人と，90%以上の患者が未受診の状況にある．

世界的なCOPDの予防と治療を目的として，1997年にWHOが中心となりGOLD（Global Initiative for Chronic Obstructive Lung Disease）が発足した．GOLDは国際的ガイドラインとして改訂を重ね，COPDの診断，管理，治療の世界標準となっている．

GOLDによるCOPDの気流閉塞による重症度分類を表1に示す[1]．スパイロメトリーの結果から得られる1秒量（FEV_1）の予測値に対する割合（FEV_1/predicted FEV_1）により，軽症から最重症の4ステージに分類される．

また，気流閉塞による分類，1年あたりの増悪回数，修正MRC，CAT（COPD Assessment Test）の結果により，A～Dの4分類も追加された（図1）．

臨床症状

主症状は，労作性の呼吸困難，慢性の咳嗽や喀痰である．徐々に進行するため，階段や坂道での息切れを自覚するまで気がつかないことが多い．呼吸困難は，重症例では衣服の着脱などのADLでも生じるが，通常は安静時にはほとんど認めない．喀痰は粘液性のことが多く，気道感染にて喀出量が増え膿性に変化する．重症例では低酸素血症に加え，高炭酸ガス血症を伴う．

症状の進行に伴い体重減少や食欲不振が起こり，筋肉量の指標となる除脂肪体重も減少し，四肢や体幹筋力が低下する．さらに進行すると右心不全を合併する．心理的抑うつ状態や不安などの精神的な症状を示すことも多い．

安定期であっても，気道感染などをきっかけに急性増悪が生じやすい．呼吸困難の増強，呼吸数や脈拍数の増加，膿性痰の喀出量の増加，喘鳴などが生じる．急性増悪により，低酸素血症と高炭酸ガス血症が進行すると，意識障害を

表1　COPDの気流閉塞による重症度分類

Ⅰ：軽症	● 1秒率（FEV_1/FVC）＜70% ● 1秒量予測値（%FEV_1）の80%以上
Ⅱ：中等症	● 1秒率（FEV_1/FVC）＜70% ● 1秒量予測値（%FEV_1）の50%以上，80%未満
Ⅲ：重症	● 1秒率（FEV_1/FVC）＜70% ● 1秒量予測値（%FEV_1）の30%以上，50%未満
Ⅳ：最重症	● 1秒率（FEV_1/FVC）＜70% ● 1秒量予測値（%FEV_1）の30%未満，または50%未満で慢性呼吸不全を伴う

（NHLBI/WHO workshop report：GOLD．2015[1]より）

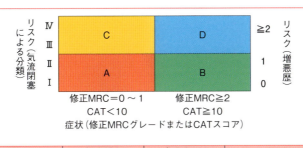

患者の個別評価	特徴	気流閉塞による分類(表1)	1年あたりの増悪回数	修正MRC	CAT
A	リスク:低い 症状レベル:低い	I〜II	≦1	0〜1	<10
B	リスク:低い 症状レベル:高い	I〜II	≦1	≧2	≧10
C	リスク:高い 症状レベル:低い	III〜IV	≧2	0〜1	<10
D	リスク:高い 症状レベル:高い	III〜IV	≧2	≧2	≧10

図1　GOLDの分類
（NHLBI/WHO workshop report：GOLD．2015[1]より）

合併し，生命予後を悪化させる．

身体所見

　頸静脈怒張，胸鎖乳突筋の緊張，吸気時の鎖骨上窩陥没などがみられ，上部胸式呼吸と口すぼめ呼吸優位となりやすい．進行するとバチ指を生じる．胸郭はビア樽状の形状となり，胸郭運動は小さく，呼気相の延長がみられる．気腫性の変化が強い場合は，打診では鼓音が確認でき，聴診では呼吸音の減弱が認められる．

検査所見

　最も基本的な検査がスパイロメトリーで，重症度分類の指標となる．また，機能的残気量が増加し，息切れの原因ともなる．肺拡散能は肺血管床の破壊によって低下する．

　ガス交換能では，安静時にPaO_2が正常であっても運動時に低下することが多い．6分間歩行試験（6-minute walk test：6MWT）などによる確認が不可欠である．

　胸部X線では，肺野の透過性が亢進し，また肺過膨張と横隔膜の平坦化の所見がみられる（図2）．胸部CTでは気腫性の変化を確認しやすい（図3）．

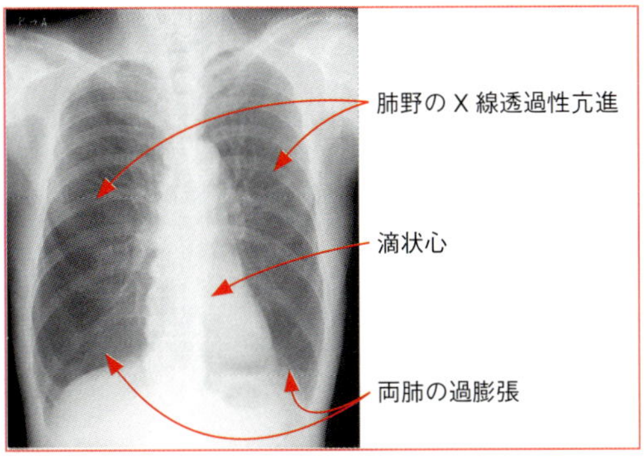

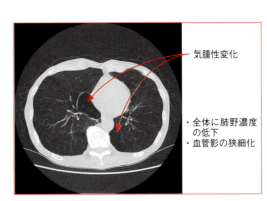

図2　胸部X線

図3　胸部CT

胸郭拡張差は減少し，胸郭の柔軟性の低下もみられる．

治療

GOLDによって推奨されるCOPDの各病期における治療を図4に示す．中等症以上の患者では，長時間作用性気管支拡張薬の定期的投与と同等に呼吸リハビリテーションが推奨されている．また，最重症の患者では，長期(在宅)酸素療法が行われる．換気不全も著しい場合は，NPPVによる人工呼吸管理も導入される．さらに，A〜Dの4分類に応じた非薬物治療も推奨されている(表2)．

呼吸ケア・リハビリテーションのポイント

COPD患者の90%以上が未受診の状況にあることが最大の問題である．医療面接で喫煙歴を確認し，潜在患者の発掘と対応を常に心がけることが重要である．

間質性肺炎(肺線維症)

疾患概念

間質性肺炎(interstitial pneumonia：IP)は，肺の間質に炎症を起こした疾患の総称で，多くの場合，予後不良であり，治療も困難な難病である．進行して炎症組織が線維化したものを肺線維症とよぶ．間質性肺炎は肺胞性の肺炎とは異なり，肺コンプライアンスの低下とガス交換能の低下という特徴を示す．肺コンプライアンスの低下は，間質の肥厚により肺の膨張と収縮の制限が生じ，肺活量が低下することにより生じる．ガス交換能の低下も，間質の肥厚により毛細血管と肺胞が引き離され，拡散能力が低下することにより生じる．一般に間質性肺炎は，左右対称に後肺底区に進行することが多い．

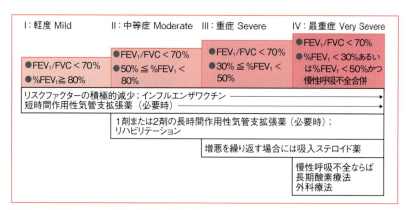

図4　COPDの各病期における治療
(NHLBI/WHO workshop report：GOLD，2015[1]より)

表2　GOLDの分類別非薬物治療

患者グループ	必須	推奨	地域のガイドラインに応じて実施
A	禁煙 (薬物治療が含まれる場合あり)	身体活動	インフルエンザワクチン接種 肺炎球菌ワクチン接種
B〜D	禁煙 (薬物治療が含まれる場合あり) 呼吸リハビリテーション	身体活動	インフルエンザワクチン接種 肺炎球菌ワクチン接種

(NHLBI/WHO workshop report：GOLD，2015[1]より)

臨床症状

拡散障害による低酸素血症が著明で，それに呼吸困難が伴う．また，痰を伴わない乾性咳嗽がみられる．低酸素血症は労作時に著しく生じ，立ち上がり動作などでもSpO$_2$が90％を下回ることもある．病状が進むと咳（咳嗽）などにより呼吸困難が増強し，呼吸不全の進行，さらに心不全を合併し予後不良となることも多い．

身体所見

長期間にわたり低酸素血症を示している患者では，バチ指が生じている場合がある．触診や打診では明らかな所見はみられないことが多いが，聴診では吸気相の終末で捻髪音を両側後肺底区にて確認できる．

検査所見

胸部X線（図5）および胸部CT（図6）では，肺陰影のすりガラス様陰影が特徴的である．進行すると線維化によって蜂巣状になる．

スパイロメトリーでは，％VCが低下し，動脈血液ガスでは肺拡散能（DLco）の低下が著しい．特に，低酸素血症は労作時に著明であり，6MWTなどの運動負荷試験による確認が必要である．血液検査の所見としては，SP-A，SP-D，KL-6の上昇がある．

治療

治療法は，明確に確立されていない．炎症の抑制を目的としてステロイドホルモンや免疫抑制薬が使用されるが，十分に効果が得られないことも多い．2008年にはピルフェニドン（ピレスパ®錠200mg）が認可された．呼吸不全に対する対症療法としては酸素投与が行われるが，高流量の処方が多い．

呼吸ケア・リハビリテーションのポイント

労作時の低酸素血症に十分注意を払う．

気管支喘息

疾患概念

気管支喘息とは，アレルギー反応やウイルス感染などによる気管支の慢性炎症が，種々の起因によって気道過敏性が亢進することにより可逆性の気道狭窄が生じ，発作的な喘鳴，咳（咳嗽）などの症状をきたす疾患である．原因には，タバコ，ハウスダストなどの環境刺激因子（アレルゲン），寒気，運動，ストレスなどがある．重積発作時では，症状が特に強く発現し，死に至ることもある．

気管支喘息患者は小児から高齢者まで年齢層が幅広い．小児気管支喘息はアレルギーが主な原因であり，成人気管支喘息はアトピー型，非アトピー型，混合型が混在している．

臨床症状

発作時，気道狭窄によって呼吸困難，喘鳴，咳嗽や喀痰を認める．発作は夜間や早朝に出現

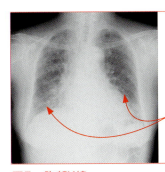

図5　胸部X線
- 肺野にすりガラス様陰影や網状または粒状影
- 両肺の容積減少

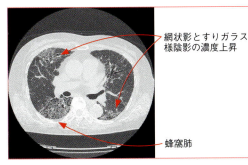

図6　胸部CT
- 網状影とすりガラス様陰影の濃度上昇
- 蜂窩肺

することが多い．特に，気管支の攣縮，気管支粘膜の浮腫，気道内分泌物の増加による気道狭窄は，呼気相にて著明となるため，呼出困難となり肺は過膨張となる．

身体所見

発作時，頸部の呼吸補助筋の緊張が亢進した状態で上部胸式呼吸優位の呼吸パターンとなる．触診では胸郭可動性の低下が確認できる．聴診では小発作から中発作で連続性ラ音の笛様音（wheeze ウィーズ）が聴取され，さらに発作が増強すると呼吸音の減弱や消失が確認される．

検査所見

気管支喘息の診断には，β_2刺激薬吸入前後，あるいは2～3週間のステロイド内服・吸入前後で気道可逆性試験を実施する．また，ピークフローメータによるピークフロー値を，気管支喘息の診断や自己管理に用いる．

発作時の動脈血液ガスは，肺胞低換気による低酸素素血症と高炭酸ガス血症が著明となる．胸部X線では，肺の過膨張による透過性亢進，滴状心，横隔膜の平坦化がみられる．血液検査では，末梢血中好酸球の増加や非特異的IgE値の上昇がみられることが多い．

治療

気管支喘息の治療においては，発症予防の一次予防と増悪予防の二次予防があり，現在増悪予防の二次予防に力が置かれている．気管支喘息の増悪予防の主な治療法は薬物療法であり，詳細に関してはp.32を参照されたい．

呼吸ケア・リハビリテーションのポイント

気管支喘息に対する呼吸ケアは，安定期に対するものより発作時の対応が注目されており，強制呼気介助が有効とされている（図7，表3）．

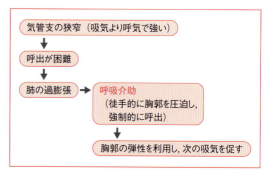

図7 気管支喘息発作時の機序と対応（強制呼気介助）

表3 強制呼気介助におけるポイント

● 呼吸パターンに合わせ，呼気に胸郭を圧迫する
● 圧迫は，上部は前方より，下部は側方より行う
● 口すぼめ呼吸を併用する
● 吸気時に圧迫をゆるめ，胸郭の弾性を利用した自然な吸気を促す
● 吸気を意識させない
● 状況に応じて，酸素療法，吸入療法を併用する

肺結核後遺症（陳旧性肺結核）

疾患概念

肺結核が治癒した後に続発する合併症で，肋膜の癒着や肥厚，肺内病変の瘢痕，気管支拡張症または肺切除術や胸郭成形術などの治療の影響によって生じた呼吸機能障害である．肺結核発病から後遺症の症状が現れるまで，25年以上経過していることが多い．低酸素血症と1回換気量の低下による高炭酸ガス血症を伴うII型呼吸不全が多くみられる．また，徐々に肺性心が進行し，容易に呼吸器感染症を起こすようになる．

臨床症状

徐々に進行する労作時呼吸困難を主症状とする．肋膜の癒着や肥厚，胸郭成形術などによって胸郭の柔軟性が低下し，換気量の低下を伴って呼吸困難を生じやすい．また，肺結核後遺症

では，心疾患の合併や肺高血圧の頻度が高い．呼吸困難の急速な増強は，肺性心に伴う心不全の合併を疑う．

身体所見

るいそうが進行し，胸郭変形を伴っていることが多い．胸郭の柔軟性は乏しく，1回換気量が低下し，呼吸数が多い浅速呼吸がみられる．また，胸鎖乳突筋や僧帽筋などの呼吸補助筋が緊張している．長期間の低酸素血症により，バチ指を生じている場合がある．打診，聴診では一定した所見はみられないことが多い．

検査所見

胸部X線（図8）および胸部CT（図9）では，肺切除術や胸郭成形術を確認し，胸郭変形の所見を得る．また，気腫性の変化を合併している場合もある．スパイロメトリーでは，%VCに加えFEV$_1$%も確認し，拘束性換気障害だけではなく，閉塞性換気障害の程度も確認する．動脈血液ガスでは，PaO$_2$に加えPaCO$_2$の確認も不可欠であり，高炭酸ガス血症について十分に注意する．さらに，心電図所見も確認する．

治療

低酸素血症に対しては，酸素療法が基本であるが，CO$_2$ナルコーシスには十分に注意する．酸素投与は低流量から開始し，PaO$_2$とPaCO$_2$を確認しながら流量を決定する．慢性の高炭酸ガス血症に対しては，NPPVによる人工呼吸療法も導入される．呼吸器感染症を合併した場合は，抗菌薬による治療を行う．また，肺高血圧症の悪化や心不全に対しては，一般的な薬物療法が併用される．

呼吸ケア・リハビリテーションのポイント

肺結核後遺症では，加齢とともに運動機能が低下し，呼吸器感染症を起こすようになる．そのため，低負荷の運動療法を継続することが重要である．

医療・介護関連肺炎（NHCAP）

疾患概念

日本呼吸器学会は，2011年に，従来の市中肺炎（community acquired pneumonia：CAP）と院内肺炎（hospital acquired pneumonia：HAP）という分類とは別に，医療・介護関連肺炎（nursing and health-care associated pneumonia：NHCAP）という概念を提唱した．

NHCAPの定義，発生機序を，表4，5に示す．

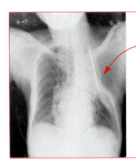

図8　胸部X線

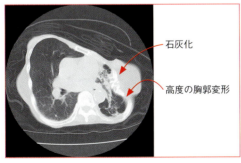

図9　胸部CT

表4　NHCAPの定義

①長期療養型病床群もしくは介護*施設に入所中**
②90日以内に病院を退院
③介護を必要とする高齢者，身体障害者
④通院にて継続的に血管内治療中（透析，抗菌薬，化学療法，免疫抑制薬などによる治療）

*介護の基準：自分の身の回りの限られたことしかできない，日中の50%以上をベッドかいすで過ごす，以上を目安とする．
**①には，精神病床も含む．

表5　NHCAPの主な発生機序

- 誤嚥性肺炎
- インフルエンザ後の二次性細菌性肺炎
- 透析などの血管内治療による耐性菌性肺炎（MRSA肺炎など）
- 免疫抑制薬や抗がん剤による治療中に発症した日和見感染症としての肺炎

臨床症状，身体所見，検査所見，治療などは，後述する誤嚥性肺炎にほぼ準じる．

呼吸ケア・リハビリテーションのポイント

NHCAPは，治療によって寛解しても，その多くは繰り返す．したがって，NHCAPへの介入の最大のポイントは，その予防である．予防には，ワクチンの接種に加え，口腔ケアの徹底，運動療法の実施，栄養状態の改善，日内リズムの確立，離床時間の延長などがあげられる．

誤嚥性肺炎

疾患概念

誤嚥性肺炎は，胃内容物の嘔吐に伴った誤嚥によって生じる化学性肺炎と，口腔内細菌を不顕性に誤嚥して生じる細菌性肺炎とに分類され，高齢者に生じる誤嚥性肺炎の多くは細菌性肺炎である．

化学性肺炎は，加齢による食道・胃移行部の括約筋の弛緩などによる胃食道逆流現象と，嚥下・咳反射の低下が関係している．細菌性肺炎は，口腔内の細菌を夜間睡眠中に不顕性に誤嚥することで生じる．口腔内常在細菌数は口腔内を清潔に保てない状況で増加し，また，脳血管障害などでは嚥下・咳反射の低下が著明であることや，加齢に伴う免疫能の低下も高齢者に細菌性肺炎が多い理由である．

臨床症状

肺炎の定型的症状としては，発熱，咳嗽，喀痰，呼吸困難，悪寒戦慄，胸痛などがあるが，発熱や咳嗽をあまり伴わない場合もある．痰は膿性に変化する．非定型的症状としては，食欲低下，意識障害，脱水，不穏やせん妄などの症状がみられることが多い．普段と違って元気がない，食欲がないといった，肺炎とは診断がつかないような軽い症状のみの場合もある．

身体所見

普段と比べ，覇気がない表情をしていることがある．また，発熱によって呼吸数が増加することもある．触診では，誤嚥や痰の貯留がみられる場合は震盪（しんとう）が確認できる．肺音では，連続性ラ音のいびき様音と，断続性ラ音の水泡音を聴診できる．

検査所見

血液検査では，急性炎症反応についてCRPを確認する．胸部X線（図10）および胸部CT（図11）では，肺炎像や胸水の確認などを行う．

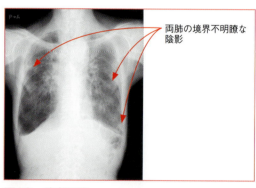

図10　胸部X線

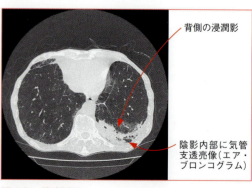

図11　胸部CT

治療

　胃内容物の誤嚥に対しては，気管支鏡を用いた吸引洗浄を行う場合もある．胃食道逆流現象予防のため，食後2時間程度は座位を保持する．嚥下しやすい食事形態の変更も重要である．

　細菌性肺炎に対しては原因菌を同定し，感受性のある抗菌薬を投与する．また，免疫力を上げるため，栄養状態の改善を試みる．一方，口腔内細菌数を減らすため，食後の歯磨きとうがいによる口腔ケアは不可欠である．

呼吸ケア・リハビリテーションのポイント

　発熱，咳嗽，喀痰などの呼吸器症状が乏しく，誤嚥性肺炎の発見が遅れ，重篤なARDSとなる場合がある．高齢者のわずかな変化にも敏感に対応するよう心がける．

神経筋疾患

疾患概念

　神経筋疾患のなかで呼吸管理を必要とする代表的疾患は，筋萎縮性側索硬化症（amyotrophic lateral sclerosis：ALS）とDuchenne型筋ジストロフィー（Duchenne muscular dystrophy：DMD）である．ALSは運動ニューロンのみが損傷され，随意運動が進行性に障害される．DMDはX連鎖劣性遺伝で，進行性筋ジストロフィーのなかでも頻度が高い．骨格筋の変性と壊死が主病変であり，進行性に筋力低下と筋萎縮を生じる疾患である．

臨床症状

　ALSは，上位運動ニューロンと下位運動ニューロンの両方による徴候を呈し，感覚系や自律神経系の障害（陰性徴候）は通常認めない．進行によって，四肢の筋萎縮，筋力低下や構音障害，嚥下障害，舌萎縮などの球麻痺が現れる．

　DMDは，2〜5歳頃から転びやすいなどの症状で発見され，徐々に筋力低下が進行し，登攀性起立，動揺性歩行となり，10歳前後で車いす生活となる人が多い．心筋疾患を合併することが多く，心不全は死因として多い．

　慢性肺胞低換気症状の進行で，ともに倦怠感，頭痛，集中力の低下，抑うつ状態などを生じる．

身体所見

　ALSは硬く光沢のある皮膚が特徴的であり，徐々に胸郭の柔軟性が低下する．DMDには側彎症に伴う胸郭変形が多くみられる．

　呼吸筋麻痺の進行によって，ともに呼吸音は減弱する．

検査所見

　呼吸障害に関する共通所見では，肺活量と最大強制吸気量が低下し，咳嗽力に関連した最大呼気流速が低下する．動脈血液ガスに加え，SpO_2と呼気炭酸ガス濃度（$EtCO_2$）を確認する．

治療

　根治を期待できる治療法は現在のところない．機能訓練や関節拘縮予防のためのストレッチのほか，心不全・呼吸障害に対する対症療法が行われる．呼吸不全に対しては，人工呼吸療法の適応となる．換気不全の疾患であるため，感染症がない限り室内気による換気でよく，酸素投与は必要ない．DMDに対しては，早期からのNPPVによる呼吸管理の導入によって，生命予後が飛躍的に改善している．神経筋疾患・脊髄損傷におけるNPPVの適応を表6[2]に示す．

呼吸ケア・リハビリテーションのポイント

　肺活量の低下が進行してきた場合には，口とのどの筋肉を使う舌咽頭呼吸（舌や咽頭を使って空気を飲み込むように肺に送る方法）を指導する．この呼吸を覚えると，息溜めが可能になり，人工呼吸器に万一のトラブルが起きたときにも対応できる．また，痰の管理では，MI-E (mechanical inexsufflator)を用いた器械による咳介助(mechanically assisted coughing；MAC)を積極的に導入する(p.100参照).

表6　神経筋疾患・脊髄損傷におけるNPPVの適応

睡眠時	・慢性肺胞低換気(%VCが30％以下の場合はハイリスク) ・昼間にSpO$_2$低下(94％)または高炭酸ガス血症(45mmHg以上) ・ポリソムノグラフで，AHI[*]が10回/時以上，SpO$_2$が92％未満になることが4回以上か，全睡眠時間の4％以上 ※呼吸不全の症状よりNPPV使用のほうが苦痛であると感じる患者は，NPPVを中止して，3か月か6か月後に再評価する
睡眠時 ＋ 覚醒時	・患者本人が睡眠時のNPPVを昼間に延長して使用する場合 ・呼吸困難に起因する嚥下困難の場合(NPPVによって嚥下困難が軽減する場合) ・息つぎなしに長い文を話せない場合 ・慢性肺胞低換気症状を認め，昼間にSpO$_2$低下(94％以下)または高炭酸ガス血症(45mmHg以上)
急性期	・上気道炎などによる急性呼吸不全増悪，肺炎，無気肺に対する治療のため ・慢性肺胞低換気(%VCが30％以下の場合はハイリスク)のウイルス感染時に，呼吸筋力低下に伴う呼吸合併症予防のため ・抜管(気管挿管や気管切開チューブ)：早期抜管，再挿管予防のため，抜管後より使用 ・術後ケア：抜管促進または挿管予防のため，術後に必要症例にあらかじめ使用
その他	・SMA[**]I型と診断されて家族が非侵襲的呼吸ケアに関心がある場合

[*]AHI：apnea-hypopnea index
[**]SMA：spinal muscular atrophy(脊髄性筋萎縮症)
(日本リハビリテーション医学会監：神経筋疾患・脊髄損傷の呼吸リハビリテーションガイドライン．2014[2])より)

■文献

1) NHLBI/WHO workshop report. Global Initiative for Chronic Obstructive Lung Disease (GOLD)：Global Strategy for Diagnosis, Management and Prevention of COPD. April 2011. Update of the Management Sections, Gold website (www.goldcopd.com), Update；2015.
2) 日本リハビリテーション医学会監：神経筋疾患・脊髄損傷の呼吸リハビリテーションガイドライン．金原出版；2014. p.48.

呼吸リハビリテーション

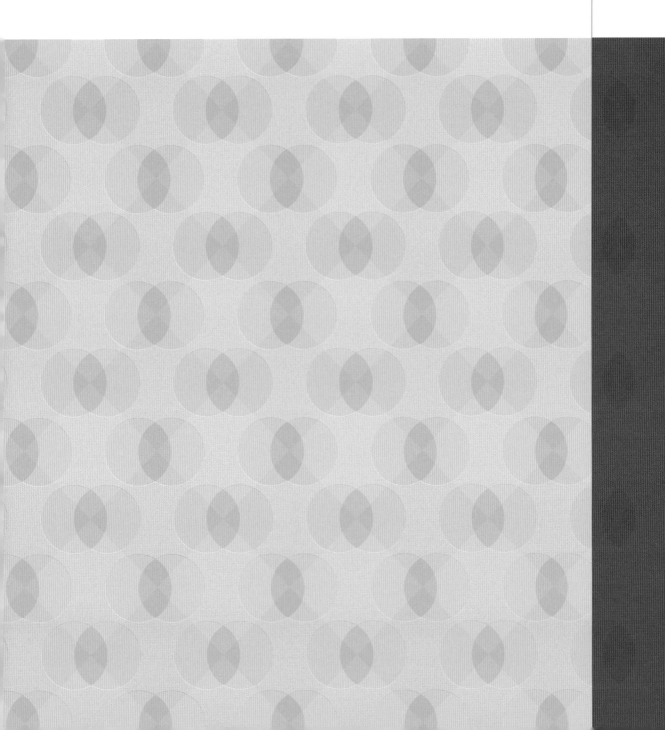

3-1 呼吸リハビリテーションの概要

定義と概念

　呼吸リハビリテーションの概念は，1981年には米国にて確立されていた．American College of Chest Physicians（ACCP）では「呼吸リハビリテーションは，個々の患者にあわせた学際的プログラムを立て，正確な診断，治療，情緒的支援，および教育を通じて，呼吸器疾患の生理学的ならびに心理的病態の双方を安定化ないしは回復させ，その呼吸器障害や全般的な限り最大限の機能を回帰させようと試みる医療の技（art）」と定義されている．

　日本においては，2001年に学会のステートメントとして，「呼吸リハビリテーションとは，呼吸器の病気によって生じた障害をもつ患者に対して，可能な限り機能を回復，あるいは維持させ，これにより，患者自身が自立できるように継続的に支援していくための医療」との概念が構築された（日本呼吸管理学会：現日本呼吸ケア・リハビリテーション学会，日本呼吸器学会）[1]．

　さらに，2013年の米国とヨーロッパ呼吸器学会の共同ステートメントでは「呼吸リハビリテーションは，徹底した患者のアセスメントに基づいた包括的な医療介入に引き続いて，慢性呼吸器疾患患者の身体および心理的な状況を改善し，長期の健康増進に対する行動のアドヒアランスを促進するために患者個々の必要性に応じた治療が行われるもの」（the 2013 ATS/ERS statement on pulmonary rehabilitation）と定義された．

　その後，日本において，この概念と定義は，実践に向けたマニュアルなどの形で表され，世の中に広く認知されるようになった．近年，呼吸リハビリテーションにおいて，機能予防への取り組みが重要とされ，また，患者と医療者が協働して行うことや行動変容への介入，シームレスな介入といった新しい概念が導入されるようになった．そして，各方面のエビデンスの構築なども含めて呼吸リハビリテーションを取り巻く環境は大きく変貌した．これらを背景に2018年に以下の新たなステートメントが発表された．

　今回のステートメントにおいては，「呼吸リハビリテーションとは，呼吸器に関連した病気を持つ患者が，可能な限り疾患の進行を予防あるいは健康状態を回復・維持するため，医療者と協働的なパートナーシップのもとに疾患を自身で管理して，自立できるよう生涯にわたり継続して支援していくための個別化された包括的介入である」と定義されている[2]．

呼吸リハビリテーションの対象者

　現在の診療報酬上，呼吸器リハビリテーションの対象とされている疾患は表1のとおりである．

　これらの疾患に加え，急性呼吸窮（促）迫症候群（acute respiratory distress syndrome：ARDS）や高位頸髄損傷，重症脳性麻痺，さらに今後肺

表1 呼吸器リハビリテーションの対象疾患

急性発症した呼吸器疾患の患者	肺炎，無気肺など
肺腫瘍，胸部外傷その他の呼吸器疾患またはその手術後の患者	肺腫瘍，胸部外傷，肺塞栓，肺移植手術，慢性閉塞性肺疾患（chronic obstructive pulmonary disease：COPD）に対する肺容量減少術（lung volume reduction surgery：LVRS）など
慢性の呼吸器疾患により，一定程度以上の重症の呼吸困難や日常生活能力の低下をきたしている患者	COPD，気管支喘息，気管支拡張症，間質性肺炎，塵肺，びまん性汎細気管支炎（diffuse panbronchiolitis：DPB），神経筋疾患で呼吸不全を伴う患者，気管切開下の患者，人工呼吸管理下の患者，肺結核後遺症などであり，次の（イ）から（ハ）のいずれかに該当する状態 （イ）息切れスケール（MRCの分類）で2以上の呼吸困難を有する状態 （ロ）COPDで日本呼吸器学会の重症度分類のII以上の状態 （ハ）呼吸障害による歩行機能低下や日常生活活動度の低下により日常生活に支障をきたす状態
食道癌，胃癌，肝臓癌，咽・喉頭癌などの手術前後の呼吸機能訓練を要する患者	食道癌，胃癌，肝臓癌，咽・喉頭癌などの患者であって，これらの疾患にかかわる手術日から概ね1週間前の患者および手術後の患者で呼吸機能訓練を行うことで術後の経過が良好になることが医学的に期待できる患者

炎の合併症が予想される多くの高齢者も呼吸リハビリテーションの重要な対象者となる．

呼吸リハビリテーションの進め方

呼吸リハビリテーションは，運動療法を中心とした呼吸理学療法と種々の患者教育，栄養療法，心理社会的サポートなどから構成される．したがって，呼吸リハビリテーションは，チーム医療が原則となる．

そのチームには，医師，歯科医師，看護師，理学療法士，作業療法士，言語聴覚士，薬剤師，管理栄養士，歯科衛生士をはじめ，臨床検査技師，臨床工学技士，臨床心理士，ソーシャルワーカーなどが関与する（p.57参照）．しかし，その専門職種がすべてそろわなくても，呼吸リハビリテーションを行うことは可能である．それぞれの職種が，専門性を活かしながら運動療法や患者教育を実施することが重要である．

呼吸リハビリテーションのプロセスは対象患者の選択に始まる．関連職種が初期評価を実施し，それをもとに個別的プログラムの作成と実践を行う．プログラムでは目標を設定，行動計画を立案し，運動療法や患者教育などを実践する．さらに再評価を行い，個別的プログラムを再検討し，必要に応じて内容を変更する．

プログラムの目標は，個別性を有しており，目標は多岐にわたる．症状の維持・軽減，生活の質（quality of life：QOL）の維持・向上，不安やストレスの解消，疾患の進行予防，急性増悪の回避を継続できるようにプログラムを検討し修正を加える．

呼吸リハビリテーションの目的と効果

慢性呼吸不全患者への呼吸リハビリテーションの目的は，呼吸器疾患の病態や症状の維持・改善であり，制限を受けている日常生活の活動性を高め，地域社会での自立を支援することである．

呼吸リハビリテーションを導入した場合，呼吸困難が軽減し，運動耐容能が改善するため，最終的に病態が安定し，再入院の回数や日数の減少，日常生活活動（activities of daily living：ADL）能力の改善につながり，QOLが向上する効果が期待できる．

COPDに対する根拠に基づく医療（evidence based medicine：EBM）としての呼吸リハビリ

テーションは，すでに多くの根拠が示されている．2015年のGOLD（Global Initiative for Chronic Obstructive Lung Disease）では，COPDにおける呼吸リハビリテーションの効果は，「運動耐容能の改善」，「呼吸困難の軽減」，「健康関連QOLの向上」，「入院回数と日数の減少」，「COPDによる不安・抑うつの軽減」，「増悪による入院後の回復を促進」の6項目がエビデンスA（無作為化コントロール試験〈RCTs〉による，多量のデータがあり根拠が強い），「上肢の筋力と持久力トレーニングによる上肢機能の改善」，「効果はトレーニング終了後も持続」，「生存率の改善」「長時間作用性気管支拡張薬の効果を向上」の4項目がエビデンスB（RCTsによる，限定された量のデータがあり根拠が中等度），「呼吸筋トレーニングは特に全身運動トレーニングと併用すると効果的」がエビデンスC（非無作為化試験とされ，観察に基づく研究報告が主で根拠が弱い）と報告されている[3]．

多くの慢性呼吸不全において，呼吸リハビリテーションを集中的に実施しても，一度障害を受けた肺実質を根本的に治癒させることは困難であり，肺機能や動脈血液ガスを改善させることのみが呼吸リハビリテーションの目的ではない．

■文献
1) 日本呼吸管理学会，日本呼吸器学会：呼吸リハビリテーションに関するステートメント．日呼管誌 2001；11：321-30．
2) 日本呼吸ケア・リハビリテーション学会，日本呼吸理学療法学会，日本呼吸器学会：呼吸リハビリテーションに関するステートメント．日呼吸ケアリハ会誌 2018；27：95-114．
3) NHLBI/WHO workshop report. Global Initiative for Chronic Obstructive Lung Disease (GOLD), Global Strategy for Diagnosis, Management, and Prevention of COPD. Bethesda：National Heart, Lung and Blood Institute; April 2011; Update of the Management Sections, GOLD website(www.goldcopd.com). updated；2015.

3-2 呼吸リハビリテーションチームの構成と役割

1章に記述したとおり、呼吸リハビリテーションは原則としてチーム医療であり（図1）、専門の医療スタッフだけでなく、患者家族も参加し行われる。

チームメンバーの人数や専門的バックグラウンドはそれぞれの施設によって異なるが、チーム全体としての知識、技能、臨床経験は、患者およびプログラムの目標と成果を達成するのに必要な学際的な専門性を備えるよう心がけるべきである。少なくとも、医師、看護師、理学療法士、薬剤師、管理栄養士などによるチーム構成が必要である。

目標やプログラムの設定において、コンセプトの統一を図るためディレクターとしての医師と、スタッフ間の連携を進めるためのコーディネーター役のスタッフがいることが望ましい。両者は常に患者とかかわり、プログラムの進行状況や修得状況を把握し、メンバーにフィードバックする必要がある。

また、各々のメンバーが他職種の専門性を互いに理解することは有用である（表1）。それをもとに、他職種に患者情報を提供し、助言を行っていくことがチームアプローチとして重要である。

チーム・カンファレンス

チームによるアプローチの有効性は、十分なコミュニケーションをとるシステムがあるかどうかによって決まる。チーム・カンファレンスはこうした相互の働きかけの機会となり、1週

表1 主な呼吸リハビリテーション関連職種の役割

医師	肺の構造や胸部写真による病気の説明、入退院の確認
歯科医師	歯や義歯に起因した咀嚼障害や口腔機能障害の評価と対応
看護師	排尿・排便、入浴指導など日常生活の指導・チェック
理学療法士	リラクセーション、呼吸法練習、胸郭可動域トレーニング、排痰法などのコンディショニング、ADLトレーニング、全身持久力トレーニングと四肢体幹筋力トレーニング中心の運動療法
作業療法士	ADLの指導と環境整備
言語聴覚士	摂食嚥下に対するアプローチ
歯科衛生士	口腔ケア
管理栄養士	呼吸器疾患に対する食事療法の重要性や栄養素の一般的な説明、日常の食事栄養状態の確認と指導
薬剤師	肺機能障害の治療・予防における薬物療法の役割の説明、吸入療法の指導
臨床検査技師	呼吸機能検査の意義や結果の説明
医療ソーシャルワーカー	社会資源の説明と活用方法の指導

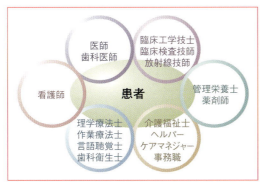

図1 呼吸リハビリテーションに関与する医療スタッフ

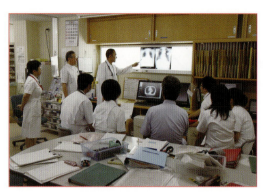

図2 カンファレンスの様子

表2 カンファレンスで取り上げる主な情報と検討項目

●病歴および身体所見
●医学的検査結果
●介入方針と目標
●治療計画
●目標に向けての進捗状況や達成度
●必要に応じた治療計画の修正・変更

間に1度など，定期的に開かれることが多い（図2）．

　カンファレンスの目的は表2に示すような情報や結果などを提示し，それについて討議することである．また，カンファレンスの検討内容や結果を資料として文書に残すことは，設定された目標に向けての患者の進捗状況や達成度を明らかにするのに必要である．

3-3 患者指導（セルフマネジメント教育）

セルフマネジメント教育とは

これまで呼吸リハビリテーションで用いられていた患者指導は，近年セルフマネジメント教育と称されることが多い．呼吸リハビリテーションに関するステートメントにおいて，セルフマネジメント教育は次のように定義された[1]．

セルフマネジメント教育は，健康問題を持つ人が疾患に関連する知識を得るだけではなく，自身が達成目標や行動計画を医療者と協働しながら作成し，問題解決のスキルを高め，自信をつけることにより健康を増進・維持するための行動変容をもたらす支援である．

セルフマネジメント教育の第一の目標は，患者が自分自身の健康管理に積極的に参加できるようにすることである．そのため，疾患に対する理解を深め，ADL能力を高め，QOLを維持し，重症化を予防するために必要な行動（アクションプラン）を理解することが重要である．

前述のステートメントには，次の学習項目が示されている（表1）．これらのなかで，特にポイントとなる点に関し，記述する．

呼吸器疾患の基礎知識

呼吸器疾患に関する基礎知識は，主に医師が説明する（図1）．呼吸器系の基本的な解剖学的特徴と生理機能の説明は不可欠であるが，わかりやすい模型や補助教材などを用い，できる限りやさしく説明する．一度の説明だけで理解することは難しい場合が多いため，状況に応じて繰り返し説明する．

患者は疾患の病態生理や医学的検査の説明を受けることで，自身の呼吸器疾患に対する理解が深まる．疾患について理解が進むことによ

表1 セルフマネジメント教育の学習項目

1. セルフマネジメントの重要性
2. 肺の構造・疾患・理解
3. 禁煙
4. 環境因子の影響
5. 薬物療法
6. ワクチン接種
7. 増悪の予防，早期対応
8. 日常生活の工夫と息切れの管理
9. 運動，活動的な生活の重要性
10. 栄養・食事療法
11. 栄養補給療法
12. 在宅酸素療法
13. 在宅人工呼吸療法
14. 福祉サービスの活用
15. 心理面への援助
16. 倫理的問題

（日本呼吸ケア・リハビリテーション学会，日本呼吸理学療法学会，日本呼吸器学会：呼吸リハビリテーションに関するステートメント．2018[1]より）

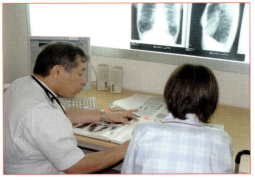

図1 医師による指導

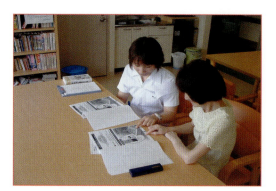

図2　看護師による指導

表2　自己管理に関する主な指導項目

●禁煙と受動喫煙の回避
●自宅における生活環境（ペットなど）の整備
●職場などにおける環境（ほこりなど）
●呼吸器感染症の徴候および症状の理解
●急性増悪時の対応
●薬物による対応 ●医師に連絡するタイミング

表3　日常生活に関連する主な指導項目

●呼吸困難を予防するための方法
●動作の簡素化 ●時間の短縮化
●呼吸困難が生じたときの対応
●リラクセーション
●家事に関する指導
●食材の購入法や調理法 ●洗濯物の干し方 ●掃除の方法
●社会資源の活用法
●福祉機器
●趣味
●旅行時の対応など
●就業

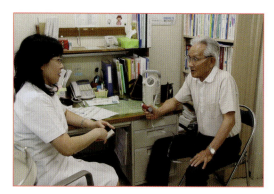

図3　薬剤師による指導

り，決められたプログラムをこれまで以上に積極的に取り組むようになる．

自己管理と日常生活指導

　COPDなどの慢性呼吸器疾患における呼吸リハビリテーションの目的には，疾患の進行や合併症の発生を遅らせて，日常生活の障害を最小限にすることも含まれている．そのため，自己管理と日常生活に関する指導が重要となり，その役割は主に看護師が担う（図2）．

　自己管理に関しては，禁煙に加え受動喫煙を避けることを理解してもらうことも重要である．また，呼吸器疾患の急性増悪の徴候と症状の理解，いつ医師に連絡をするかについても患者指導のなかに取り入れるようにする．

　自己管理に関する主な指導項目を表2にあげる．

　日常生活への指導では，できる限り自立し，さらに社会参加を進めるための指導や教育項目として，表3にあげた内容を取り入れる．

薬物に関する指導

　薬物に関する患者教育は，処方された用量・用法，使用頻度，副作用，相互作用，呼吸機能障害の治療や予防などについての知識を習得してもらうために実施するものであり（図3），呼吸器疾患では特に重要である．

　用法では，呼吸器疾患特有の吸入療法の十分な理解が必要である．特に高齢者では，正確に

行われていないことがあり，患者一人一人に合わせて指導していく．また，服薬に対する自己管理能力の確認も行う．

呼吸器疾患に処方される主な薬物に関しては，2章7節(p.32)を参照されたい．

栄養に関する指導

呼吸に費やすエネルギー

慢性呼吸器疾患では，るいそう患者が多い．この理由は，次のとおりである．

健康な成人で1分間に14回呼吸し，24時間無呼吸ではないと仮定すると，1日で約2万回の呼吸を行っている．この約2万回の呼吸のために費やすエネルギーは約50～60kcalと，1日の摂取エネルギー約2,000kcalのうちのごく限られたエネルギーである．それは安静時呼吸では，吸気時には横隔膜と外肋間筋がわずかに収縮し，呼気時にはそれらの筋が弛緩するだけで，呼気筋は使われないからである．これに対し，呼吸器疾患，特にCOPDでは，吸気時に横隔膜の運動制限があるため頸部の呼吸補助筋が多数収縮し，さらに閉塞性疾患のため呼気時にも呼気筋が収縮している．そのため，COPDの重症例では健常者の約10倍近い約500～600kcalが費やされている．さらに，食事によって呼吸困難が増強することもあるため，摂取エネルギーが1,500kcalを下回る患者もいる．結果として，日常の呼吸によって体重が減少していく．

呼吸器疾患と栄養療法

COPDでは，体重減少のある患者は体重減少のない患者に比べ，有意に生存率が低くなる．医師，看護師，管理栄養士が連携し，栄養障害の背後にある摂取エネルギー不足の原因を明らかにすることが重要である．栄養に関する評価項目は，p.122（**表2**）を参照とする．

患者の食生活を尊重しつつ，日常の食事から最大のエネルギーを摂取するよう指導することが必要である．食事だけで十分に摂取できない場合は，患者の味覚に合った栄養補助食品の使用も考慮する．

指導時のチェックポイント

管理栄養士が中心となって行う栄養食事指導における主なチェックポイントを**表4**に示す．栄養補助食品や食材の宅配サービスなどを検討する場合は，経済的負担についての確認も必要である（**図4**）．詳細は5章を参照とする．

自己管理（セルフマネジメント）の重要性

自己管理で重要なことは，体重を毎日測定し，記載しておくことである．これにより，簡便に自身の栄養状態の変化を知ることができる．可能であれば，体脂肪計にて除脂肪量を併せて記

表4　栄養食事指導時の主なチェックポイント

- 早期解決を必要とする項目（進行する体重減少など）
- 食事中の呼吸困難感・症状（食欲・腹部膨満感・息切れや疲労感など）
- 可能な経済的負担の範囲
- 可能な労力の負担の範囲
- 食習慣・食事摂取量
- 口腔・嚥下状況（歯周病・義歯など）

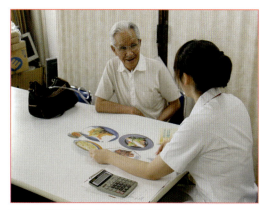

図4　管理栄養士による指導

載しておくことは有用である．

　また，食事を摂取できているのか，息切れなどの阻害因子は変化していないかなどをノートに記載することも有効である．息切れが大きく，1回の食事では満足に栄養をとることができないときもある．その場合は，間食をとるなどして食事回数を増やすことを勧める．

心理的サポート

　慢性呼吸器疾患患者は，種々の精神心理的な問題を抱えていることが多い．一つには医学的ストレスがあげられ，呼吸困難発作への恐れや不安，疾患の進行や薬の副作用などがある．また，経済的問題，性機能不全や他者からの反応など心理社会的ストレスが同時に存在し，うつ傾向がみられる場合もある．さらに，各々のストレスが重度な場合，不安などの心理的な刺激が呼吸困難を誘発し，増悪させることもある．

　これらの精神心理的な問題に対しては，チームとしての対応が必要であるが，基本は各職種がそれぞれの立場からサポートしたうえで，チームとして情報の共有と方針を統一しておくことが重要である．

　また，心理的なサポートとして，患者会の活動など患者同士が経験を共有し，教育的な話し合いをする場を提供することも有効である．これらは知識や経験を分かち合うだけでなく，感情を吐き出す機会や情緒的支援を引き出す場にもなる．

■文献
1) 日本呼吸ケア・リハビリテーション学会，日本呼吸理学療法学会，日本呼吸器学会：呼吸リハビリテーションに関するステートメント．日呼吸ケアリハ会誌2018；27：95-114．

3-4 環境整備

環境整備のポイント

慢性呼吸器疾患において，退院後の生活環境を評価し，整備することは，再入院の危険性を低下させ，ADL能力の向上や社会参加を促すことに有効である．

自宅で生活している慢性呼吸器疾患患者の多くは70歳以上の高齢者であることが多い．そのため，加齢に伴う運動機能の低下が生じ，呼吸器疾患以外の他疾患を合併していることも多い．したがって，呼吸困難の程度が軽度であっても，一般的な高齢者対応の住環境整備を検討することが必要である．

また，住居周辺などの屋外環境整備は，外出の機会を増やし，QOLの向上も期待できる．そのため，外出の範囲や通院の手段，また安全な散歩コースなどの評価も重要である．

一般的な住環境の整備

住居の構造では，浴室，トイレの構造，階段の有無などを評価する．

浴槽に関しては，床据え置き式は入浴する際に下肢を抱え込む姿勢となるため呼吸困難が増強しやすい．一方，半埋め込み式は下肢を抱え込まないため，呼吸困難を生じにくい．また，運動量軽減のため手すりを設置することが推奨される．湯に浸かっているときの呼吸困難については，肩まで水位があると水圧によって息切れが増強するとの意見があるが，水位より浴槽の構造のほうが問題である．

トイレの構造は，和式では前屈姿勢をとるため洋式がよく，さらに手すりの設置を行うことで浴室と同様，運動量の軽減を図る．

在宅酸素療法（HOT）患者の住環境の整備

在宅酸素療法（home oxygen therapy：HOT）や在宅人工呼吸療法（home mechanical ventilation：HMV）患者の場合，患者の主な生活の場を評価し，機器の設置場所を十分に検討する必要がある．安全性はもちろんのこと，家族や介護者と接する場を提案し，患者の心理的ストレスを軽減することが重要である．

HOT患者のADL制限因子には，酸素供給機器と延長チューブなどの導管が影響している場合が多い．酸素供給機器と延長チューブなどの導管に関する検討項目を表1に示す．

酸素供給機器の設置場所は，寝室が圧倒的に多い．しかし，設置場所を決定するには，日中

表1 酸素供給機器と延長チューブなどに関する検討項目

●酸素供給機器
●設置場所（寝室）：就寝中に延長チューブを介さずに酸素供給できる．他の場所では長い延長チューブを必要とする
●延長チューブ
●チューブの長さによる酸素流量の低下 ●延長チューブを持って移動するのが難しい ●延長チューブにつまずく転倒の危険性 ●浴室やトイレのドアが完全に閉まらない

の生活様式と家屋の状況を検討し，家屋のなかで生活の中心となる空間，あるいは日常の生活で最も多く過ごしている場所を検討する．

延長チューブなどの導管に関しては，20mの延長までは一般に使用されている．長い距離を延長する場合は内径の太いチューブを選択すべきである．転倒などのリスクに配慮して，チューブを壁へ敷設することが有効な方法として用いられている．

一方，階段に関しては，勾配を含めた形状は状況に応じて異なるため，個々に適応した判断が必要である．また，階段昇降機やホームエレベータなどの昇降機の導入も有効である．

在宅人工呼吸療法 (HMV) 患者の住環境の整備

HMV患者（図1）の住環境整備では，患者の疾患と主介護者について確認することが重要であるが，そのときに疾患が進行性かあるいは進行の程度についての情報は不可欠である．例えば，患者が小児で介護者が母親の場合，多くは幼児期より種々の介護を行い，"育児"の延長線上で継続的に対応している．そのため，長期的には加齢と障害の進行に伴う介護の身体的負担の増加が予想される．

HMV患者の環境整備に関する主な検討項目を表2に示す．

住環境の整備では，人工呼吸器などの医療機器を置くスペースと介護者の就寝場所の確保が不可欠である．特に，夜間の痰の吸引をふまえて，介護者の就寝場所を検討する必要がある．

さらに，患者が自宅での療養を継続しているなかで，その経過とともにHMVが導入された場合と，HMV導入により在宅療養が開始された場合では条件が異なる．

HMV患者では，最初は環境整備が有効に機

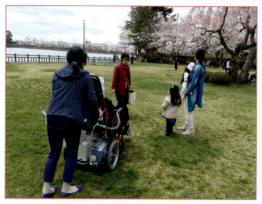

図1　HMV患者（車いすなどの使用）

表2　HMV患者の環境整備に関する主な検討項目

●原疾患
●主介護者
●住環境整備
●人工呼吸器などの医療機器を置くスペース ●介護者の就寝場所の確保
●HMVの開始時期
●環境整備
●いつの時点，どの状態を想定しているか

能していたが，徐々に機能しなくなることが少なくない．環境整備の時期や目的，対応方法などを慎重に検討し，将来想定される変化に対し，柔軟に対応することが重要である．

3-5 身体活動

身体活動とは

COPDに代表される慢性呼吸器疾患のみならず，健常者の健康増進などにも関連する身体活動（physical activity）の概念が，近年注目されている．

WHOは，身体活動を安静時より高いエネルギー消費を伴う骨格筋による体動と定義しており，安静にしている状態より多くのエネルギーを消費するすべての働きと考えることができる．また，身体活動は体力維持や向上を目標として，計画的で意図的に実施する運動と，職業活動も含めた生活活動を合わせた概念とされている[1]．

特にCOPDにおいては，身体活動が1日の歩行量，肺機能，6分間歩行試験による運動耐容能，呼吸困難などより，生命予後を反映するとされている．

身体活動を高めるために

計画的で意図的に実施する運動を継続させるためのポイントは，① 運動の意義と目的，方法，効果について十分に理解してもらうようしっかり説明すること，② 運動の効果を実感できるように，定期的な6分間歩行試験などの評価による結果を示すこと，③ 家族の協力や患者を孤独にさせない工夫，また訪問リハビリテーションや訪問看護を利用すること，などがあげられる．

一方，計画的で意図的に実施する運動とは異なり，日常の生活活動をより高めるためには，目標や楽しみをもたせることが最も重要であり，趣味や娯楽，社会参加活動などに費やす時間を増やす働きかけを試みる．

障害者フライングディスク

身体活動を高めるために，障害者フライングディスクが注目されている（図1）．

障害者フライングディスク競技には，路離を競う「ディスタンス」と正確性を競う「アキュラシー」がある．アキュラシー競技とは，立位または座位でディスクを5mまたは7m先にある直径約1mの輪の中へ投げ入れ，10投のうちの成功回数を競うものである（図2）．

障害者フライングディスクの特徴は，① 競技中の移動が少なく運動強度が低い（3METs程度），② 選手同士の接触がなく，安全性が高い，③ 酸素ボンベを携帯しているHOT患者でも，健常者と同じルールで楽しむことができ，なおかつ技術の獲得が容易である，④ 室内で行えるので，一年を通してできる，⑤ ディスク一枚あれば，練習をすることができる，などがある．呼吸器疾患患者の身体活動を高めるためには，とても有効な競技といえる．

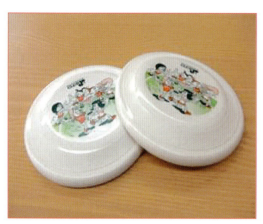

図1　障害者フライングディスク

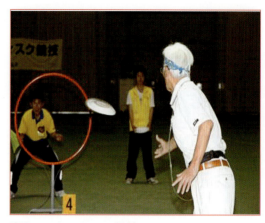

図2　アキュラシー競技

■文献
1) ZuWallack R. Physical activity in patients with COPD: the role of pulmonary rehabilitation. Pneumonol Alergol Pol 2009; 77: 72-6.

3-6 在宅プログラムとフォローアップ

在宅での呼吸リハビリテーションを継続するためのポイントを表1に示す．

プログラムの理解

呼吸リハビリテーションや呼吸理学療法における，患者指導・教育に関して重要なことは，その目的が理解できているかという点である．「なぜ呼吸リハビリテーションが必要なのか，どうして運動をすると身体によいのか」についての理解が不可欠である．

COPDなどの慢性呼吸器疾患では，呼吸困難などがADLの制限因子となり，徐々に外出がおっくうで困難となり，それによって運動耐容能が低下し，さらに自覚症状がいっそう増強するという，負のスパイラルに陥ることが多い．この悪循環を断ち切るために呼吸リハビリテーションが必要であることを学習させる．

プログラムの簡素化

呼吸リハビリテーションプログラムのなかで，特に在宅での運動療法の継続は難しい．したがって，運動療法の継続にはプログラムの簡素化が重要となる．その具体的な方法については4章4節（p.101）を参照されたい．

フィードバック（日誌）の活用

決められた形式の日誌を定期的につけ，次回の外来時に持参するように指導している医療スタッフがみられる．しかし，日誌の継続は大変難しい．決められた形式ではなく，呼吸困難や痰，咳などの有無，可能であれば脈拍や血圧，SpO_2の値，天気やその日にあった出来事などをメモ程度に書き留める習慣をもつことが重要であり，他人に公開する必要はない．日誌は，自分自身で体調の変化などを確認できるようになることが目的である．

フォローアップ

COPDなどの慢性呼吸器疾患に対しては，継続的な介入が必要であり，明確に呼吸リハビリテーションプログラムの終了というものはない．ある期間で集中的にプログラムを実施し，その後フォローアップをするのが一般的である．フォローアップは，患者のQOLや身体・機能的活動を改善し，さらに維持するために不可欠な要素である．

表1 在宅での呼吸リハビリテーション継続のポイント

- 医療機関における指導・教育によるプログラムの十分な理解
- 在宅プログラムの簡素化
- フィードバック（日誌など）の活用
- 医療機関における定期的なフォローアップ
- 訪問看護の導入
- 目標設定

達成した成果を長期にわたって維持するには，数か月から数年にわたる長期フォローアップが必要になる．呼吸リハビリテーションに携わるすべてのスタッフが，1か月や半年，場合によっては1年という単位で定期的に介入すべきである．また，在宅でのフォローアップとしては，訪問看護が有効である．

訪問看護の導入

訪問看護では，個々のケースに合わせた対応が可能であり，在宅生活における的確な情報提供ができるための，増悪時の早期発見・急性増悪の回避が可能となる（p.70〈表2〉参照）．

訪問看護の内容は，病状の観察，HOTの使用状況の確認と管理，服薬と吸入の確認，ADLの観察，呼吸リハビリテーションの確認と実施，入浴介助などの看護ケア，介護者の状況（健康状態・介護内容）の確認と指導などである．状況に応じて，訪問回数や時間などを調整する．

目標設定

自宅で生活している呼吸器疾患患者の多くは高齢者である．そのため，呼吸リハビリテーションや呼吸理学療法の目標を，身近で具体的な内容とすることが役に立つ．例えば，趣味で庭をこまめに手入れしていた患者に対しては，「庭の手入れ」をきっかけとし屋外へ出る習慣に結びつかせる．また，「孫の顔を見に行く」という目標を，屋外歩行の第一歩に結びつけることもできる．

在宅プログラムとフォローアップの内容は，当然患者の状況によって異なる．したがって，無理のない内容と体制を検討することが重要である．どんなに充実したプログラムであっても，継続できなければ意味がない．

3-7 包括的呼吸リハビリテーションプログラムの実際

6週間呼吸リハビリテーションプログラム

「6週間呼吸リハビリテーションプログラム」の主な目的は，プログラム実施期間において運動療法の効果を得ることである．運動療法の効果は，1週間に3回以上の実施で6週間以上の継続ができなければ期待できない．そのため，包括的アプローチを含めた運動療法を6週間で実施する．この場合，入院して行うのか外来で行うのかの判断は，患者の病態や地域性，医療機関の状況などをふまえて検討する．

6週間呼吸リハビリテーションプログラムの例を表1に示す．

2週間入院プログラム＋訪問看護

「2週間入院プログラム＋訪問看護」は，基幹病院で2週間入院して包括的呼吸リハビリテーションプログラムを行い，その終了後は訪問看護による週1回程度のフォローアップを実施することで，在宅においても呼吸リハビリテーションを継続して指導するものである（図1）．

短期の入院プログラムでは，入院中は継続できても，退院後は継続できずに効果が長続きしないことが多い．その問題に対しては，入院時より退院後の訪問看護ステーションを選択しておき，フォローアップを依頼しておくとよい．

表1　6週間呼吸リハビリテーションプログラムの例

第1週目	●オリエンテーション（主治医，看護師） ●各種検査など（肺機能検査，心電図，胸部X線，CTほか） ●各職種による医療面接 ●理学療法検査（運動耐容能，呼吸筋力，ADL，HRQOL[*]ほか） ●呼吸理学療法
第2週目～ 第5週目	●呼吸理学療法 ●教育プログラム（医師，看護師，管理栄養士，薬剤師ほか）
第6週目	●呼吸理学療法 ●各種検査など（呼吸機能検査，胸部X線，CTほか） ●理学療法検査（運動耐容能，呼吸筋力，ADL，HRQOLほか） ●オリエンテーション（終了時指導）

[*]HRQOL：health related quality of life（健康に関連する生活の質）

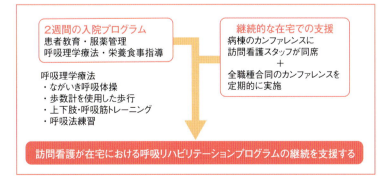

図1　訪問看護との連携による呼吸リハビリテーション

対象者は，基幹病院の患者に加え，入院施設や呼吸リハビリテーション部門がない医療機関からの紹介を含む．2週間の入院プログラムは，医師，看護師，薬剤師，管理栄養士，理学療法士などが参加した包括的なものであり，生活指導，禁煙指導などの患者教育を中心に服薬管理，心理的サポート，運動療法，栄養食事指導から構成されている．運動療法は動画を見ながらできる「ながいき呼吸体操」などの低負荷運動，歩行練習，筋力増強運動などを実施する（p.116参照）．栄養食事指導は管理栄養士につなげていく．

入院中から退院後に担当する訪問看護ステーションを選択しているため，入院期間中のカンファレンスにも訪問看護スタッフに同席してもらう．そうすることで，訪問看護でも一貫したフォローアップを実施できる．患者の状態を把握した状況でプログラムを引き継ぎ，在宅での継続的な呼吸リハビリテーションが可能となる．他医療機関からの紹介患者の場合は，薬物処方やHOTの管理指導などはもとの医療機関で実施する．

これらのプログラムの利点を**表2**に示す．

表2 訪問看護との連携による呼吸リハビリテーションの利点

- 個々のケースに合わせた対応
- 在宅生活における的確な情報提供
- 増悪時の早期発見・急性増悪の回避
- 入院回数・日数の減少
- いつでも相談できる安心感
- 短期入院プログラムの効果の維持・改善

3-8 ABCDEバンドル

ABCDEバンドルとは

　集中治療の分野においてABCDEバンドルの概念が注目されている．A（awakening：1日一度の覚醒），B（breathing：自発呼吸の維持），C（coordination・choice：適切な鎮静薬の調整・選択），D（delirium monitoring and management：せん妄のモニタリング），E（early mobility：早期からの体位管理と離床）から構成されるものがABCDEバンドルであり（図1）[1]，バンドルとは束を意味し，ABCDEを束のように並行して実施することが有効である．介入の方法を，図2 [2]，図3 [3]に紹介する．

　ABCDEバンドルの利点として，人工呼吸器からの離脱の促進，ICU滞在日数の短縮，死亡率の低下，認識能力の改善，ADL能力の改善，標準化されることで誰もが行える，ケア労力の改善，有効な費用対効果の可能性がある[4,5]．

ABCDEバンドルの応用

　一方，これらのABCDEバンドルの概念は，集中治療の分野だけではなく，慢性期の呼吸ケアや呼吸リハビリテーションにおいても同様に考えられる（図4）[6]．

　A（awakening：日中の覚醒時間の延長），B（breathing：呼吸練習），C（coordination・choice：適切な向精神薬の処方調整・選択），D（dementia monitoring：認知症の評価，

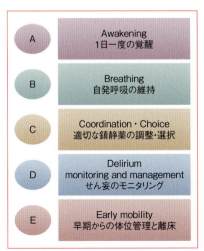

図1　急性期におけるABCDEバンドル

（ZuWallack R：Pneumonol Alergol Pol. 2009[1]より）

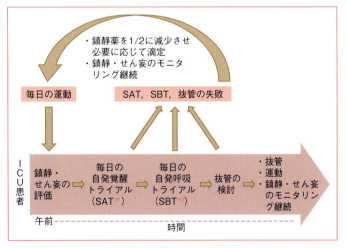

図2　ABCDEバンドルにおける介入方法①

（Eduard E. Vasilevskis EE, et al.：Chest. 2010[2]より一部改変）

[*1] SAT：spontaneous awakening trial（自発覚醒トライアル）
[*2] SBT：spontaneous breathing trial（自発呼吸トライアル）

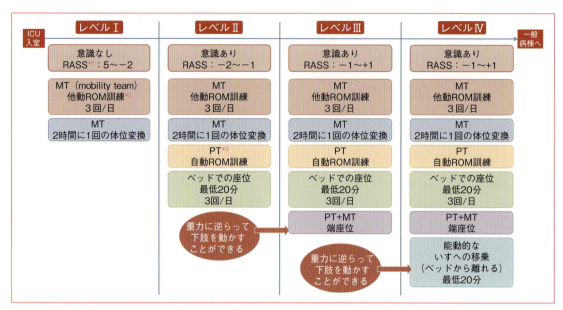

図3　ABCDEバンドルにおける介入方法②
(Stiller K：Crit Care Clin. 2007[3]より一部改変)
[1] RASS：Richmond Agitation-Sedation Scale（リッチモンド興奮・鎮静スケール）
[2] ROM：range of motion（関節可動域）
[3] PT：physical therapy（理学療法）

dysphagia rehabilitation：摂食嚥下リハビリテーション，disuse syndrome：廃用症候群の予防），E（early mobility and exercise：早期離床・理学療法介入，early detection and/or prevention：早期発見・早期予防）であり，慢性呼吸不全患者の急性増悪や，医療・介護関連肺炎の予防に有効と考えられる．

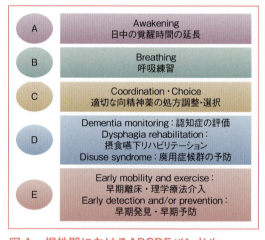

図4　慢性期におけるABCDEバンドル
(石川　朗ほか：日呼ケアリハ学誌. 2014[6]より)

■文献
1) ZuWallack R：Physical activity in patients with COPD：the role of pulmonary rehabilitation. Pneumonol Alergol Pol 2009；77：72-6.
2) Eduard E, Vasilevskis EE, Ely EW, et al.：Reducing Iatrogenic Risks：ICU-Acquired Delirium and Weakness—Crossing the Quality Chasm. Chest 2010；138：1224-33.
3) Stiller K：Safety issues that should be considered when mobilizing critically ill patients. Crit Care Clin 2007；23(1)：35-53.
4) Balas MC, et al.：Critical care nurses' role in implementing the "ABCDE bundle" into practice.Crit Care Nurse 2012；32(2)：35-8,40-8.
5) Pandharipande P, et al.：Liberation and animation for ventilated ICU patients：the ABCDE bundle for the back-end of critical care. Crit Care 2010；14：157.
6) 石川　朗，沖侑大郎：ABCDEバンドルの実践－急性期から慢性期への応用．日呼ケアリハ学誌 2014；24(2)：207-12.

呼吸理学療法

4章

4-1 呼吸理学療法とは

呼吸リハビリテーションと呼吸理学療法

3章で記述したとおり，呼吸リハビリテーションでは包括的なアプローチが行われ，薬物療法，栄養食事指導，酸素療法，また患者と家族への種々の教育とともに，呼吸理学療法が重要な役割を担っている．呼吸理学療法は，肺理学療法や胸部理学療法とよばれてきた時期もあったが，広い概念で呼吸に関する理学療法と捉えるべきとの考えにより，最近では呼吸理学療法と統一されて使用されている．

神津らによると，「呼吸理学療法(respiratory physiotherapy/physical therapy)とは，呼吸障害に対する理学療法の呼称および略称さらには総称であり，呼吸障害の予防と治療のために適用される理学療法の手段」と定義されており，さらに「リラクセーションや呼吸練習，呼吸筋トレーニング，胸郭可動域練習，運動療法，気道クリアランス法など，適用されるあらゆる手段を包括したものとして用いられており，肺および胸部理学療法と呼吸理学療法は明確に区別して用いる」とされている[1]．

呼吸理学療法の主な目的は，①気道内分泌物の除去，②換気と酸素化の改善，③気道閉塞の改善，④呼吸困難の軽減，⑤運動耐容能の改善などであり，結果として日常生活活動(activities of daily living：ADL)能力の改善，生活の質(quality of life：QOL)の向上などにつながる．また，対象としては，本書2章10節(p.44)に示した疾患や障害に加え，呼吸障害の予防や脳血管障害を含むすべての高齢者も重要である．

呼吸理学療法の進め方

呼吸理学療法に関する介入の第一歩は，呼吸器疾患・障害に適応した評価から始まる．種々の検査や測定結果を統合・解釈し問題点を整理して，適切な呼吸理学療法のプログラムを選択する．具体的な基本手技は，コンディショニングとしてリラクセーション，呼吸法・呼吸練習，胸郭可動域トレーニング，排痰法(気道クリアランス法)，さらに理学療法の根幹である運動療法とADLトレーニングに分類される．

実施内容は，対象者の重症度によって異なり，軽症の場合は運動療法が主体となるが，重症の場合にはコンディショニングやADLトレーニングが中心となる(図1)[2]．

管理栄養士における呼吸理学療法のポイント

呼吸理学療法は，評価の後にコンディショニングを併用した運動療法を中心として行われるが，運動療法単独では十分な効果を期待できない．その前提として，栄養食事指導や栄養療法が必須であり，管理栄養士の役割はきわめて大きい．

管理栄養士において注意すべき点として，病歴の確認により喫煙歴のある高齢者で，るいそうが進行している場合は，重症なCOPDを疑う

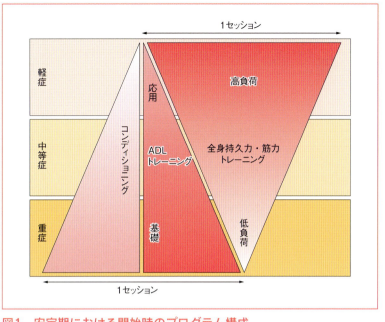

図1 安定期における開始時のプログラム構成
縦軸は重症度，横軸は導入プログラム開始時における1セッション内で推奨される各トレーニングの割合を示す．
(日本呼吸ケア・リハビリテーション学会呼吸リハビリテーション委員会ワーキンググループほか編：呼吸リハビリテーションマニュアル－運動療法．第2版．2012[2] より)

ことである．特に，頸部の胸鎖乳突筋の緊張は，COPDスクリーニングの簡便な指標となる．

また，食事中は，呼吸状態が悪化していないか（低酸素になっていないか）を確認するためにも，後述するパルスオキシメータでのSpO_2の評価を実施することが望ましい．

■文献
1) 神津 玲：呼吸理学療法の歴史・定義・展望．千住秀明ほか監，石川 朗ほか編：呼吸理学療法標準手技．医学書院；2008．p.4-14．
2) 日本呼吸ケア・リハビリテーション学会呼吸リハビリテーション委員会ワーキンググループほか編：呼吸リハビリテーションマニュアル―運動療法．照林社；2012．p.35．

4-2 評価

呼吸器疾患・障害に対して有効な理学療法を実施するためには，問診，身体所見，臨床検査や画像所見などに基づいた総合的な評価が重要である．

評価の目的は，個々の疾患の病態を理解し，その重症度，全身状態，精神・心理状態さらに社会的背景を含めた全体像を把握することである．また，理学療法を実施するうえでその適応や禁忌を確認し，治療手技の選択と目標設定における指標とするという目的もある．加えて，治療後の効果判定や最終的な予後の推察における指標ともなる．

呼吸リハビリテーションに関するステートメントにおいては，呼吸リハビリテーションの評価を，「必須の評価」「行うことが望ましい評価」「可能であれば行う評価」に大別している（表1）[1]．これらのうち，特に呼吸理学療法に必要な項目の説明を行う．

医療面接

患者とのコミュニケーションが可能な場合は，最初に医療面接による病歴聴取と問診を実施する（表2）．

病歴聴取

受診や入院までの経過，現在の疾患や障害の変遷，現病歴，既往歴，家族歴，個人歴（喫煙歴），生活環境の視点より確認する．

現病歴では，現在までの経緯，特に息切れなどの自覚症状がいつ頃から生じ，どのような場面で出現するのかなどを確認する．個人歴では，呼吸器疾患に関連する可能性がある職業歴

表1 呼吸リハビリテーションの評価

必須の評価
●フィジカルアセスメント ●スパイロメトリー* ●胸部単純 X 線写真* ●心電図* ●呼吸困難（安静時，日常生活動作時，歩行時等） ●経皮的酸素飽和度（SpO_2） ●歩数（身体活動量） ●フィールド歩行試験（6分間歩行試験，シャトル・ウォーキング試験）** ●握力 ●栄養評価（BMI，%IBW，%LBW 等）
行うことが望ましい評価
●ADL ●上肢筋力，下肢筋力 ●健康関連QOL（一般的，疾患特異的） ●日常生活動作におけるSpO_2モニタリング
可能であれば行う評価
●身体活動量（活動量計） ●栄養評価（質問票，体成分分析（LBM等），エネルギー代謝，生化学的検査等） ●動脈血ガス分析 ●心理社会的評価 ●心肺運動負荷試験 ●心臓超音波検査

* 外来診療等で実施済みの場合は内容を確認
** 運動負荷が禁忌な病態をあらかじめスクリーニングしておくこと，在宅，訪問リハビリテーションにおける実施を除く
（日本呼吸ケア・リハビリテーション学会，日本呼吸理学療法学会，日本呼吸器学会：呼吸リハビリテーションに関するステートメント．2018[1]より）

表2 医療面接の項目

病歴聴取	問診
●受診や入院までの経過 ●現在の疾患や障害の変遷 ●現病歴 ●既往歴 ●家族歴 ●個人歴（喫煙歴など） ●生活環境	●呼吸困難（息切れ） ●咳（咳嗽） ●喀痰 ●喘鳴 ●胸痛 ●食欲・体重の変化

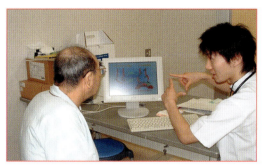

図1　問診の様子

や動物飼育歴，薬物アレルギー歴を確認する．また，喫煙歴は特に重要であり，Blinkman指数（喫煙指数＝本数/日×年数）の把握は，リスク管理や予後の推定に不可欠である．

問診

問診では，主訴や自覚症状から，呼吸困難などの呼吸器疾患特有の症状に関する情報を引き出す．その項目としては，呼吸困難（息切れ），咳（咳嗽），喀痰，喘鳴，胸痛などであり，食欲や体重の変化の確認も行う．

問診では自覚症状を常に病態生理学的に解釈する必要があり，他の所見と照らし合わせて総合的な判断につなげる．さらに，問診における患者の話し方やその内容から，精神・心理状態，性格や緊張状態も推察する（図1）．

CAT

COPD assessment test（CAT；図2）は，①咳，②喀痰，③息苦しさ，④労作時息切れ，⑤日常生活，⑥外出への自信，⑦睡眠，⑧活力の8項目で患者のQOLを総合的に評価する質問票であり，呼吸困難レベル，%1秒量や過去の増悪頻度と同様に，症状緩和あるいは将来のリスク軽減を予測でき，状態に応じた治療の選択が可能と推奨されている．

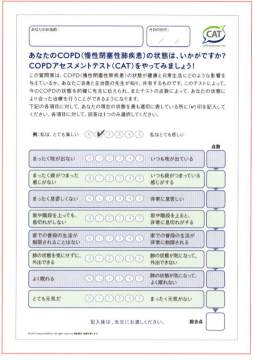

図2　CAT
(http://www.catestonline.org/english/index_Japan.htm より)

フィジカルアセスメント

視診

視診では，最初に大まかな呼吸状態を把握する．患者の表情や体動などの全体的な観察を行ったのち，胸郭やその周辺の形状・動き，呼吸パターン，咳嗽，喀痰の有無などを確認する（図3，4）．

■ 表情・体動

苦しそうな表情や息を吸うような動作の有無，姿勢や激しい体動の有無を観察する．

■ 四肢・体幹

①チアノーゼ，②頸静脈怒張，③皮膚の張りや乾燥度，④バチ指（図5），⑤四肢の浮腫，⑥腹部膨満の有無を観察する．

頸静脈怒張やバチ指からは，長期にわたる低酸素血症が推察される．

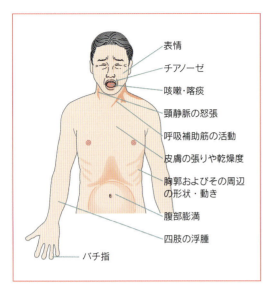

図3 視診の項目

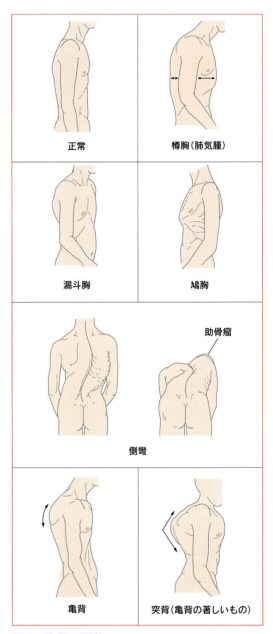

図4 胸郭の形状

■ 胸郭・脊柱の形状

典型的な変形の有無(図4)や,胸郭運動における胸郭拡張の程度と左右差の有無,胸郭と腹部の協調性を観察する.

■ 呼吸補助筋群

吸気努力により,吸気相で胸鎖乳突筋,僧帽筋,斜角筋群の収縮隆起を生じ(図6),上気道の閉塞が強い場合には,吸気時に鎖骨上窩の陥没がみられる.

■ 呼吸パターン

①呼吸数(respiratory rate:RR)とその深さ,②吸気/呼気比(I/E比),③リズムを測定・観察する.

正常なRRは成人で12〜20回/分,頻呼吸は24回/分以上,徐呼吸は11回/分以下である.

呼吸の深さは,1回換気量(tidal volume:TV)が目安となる.成人では8〜10mL/kgとなり,500mL程度が一般的である.

I/E比はほぼ1:1で,吸気と呼気の間には休止期がある.

■ 咳嗽・喀痰

咳嗽は,湿性か乾性か,喀痰は,性状・色調・臭い・量を確認する.

触診

視診で得られた異常所見,または不明瞭であった部分を,実際に手で触れて確認する.視診だけよりも,触診を行ったほうが確認しやすいことが多い.また,触診を行う際は,体表からみた肺野と肋骨の位置関係を理解してから行

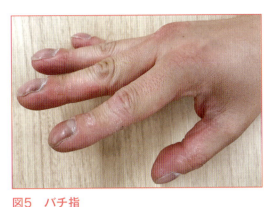

図5　バチ指
長期間にわたる低酸素血症の持続による指尖部の肥大.

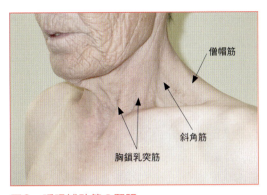

図6　呼吸補助筋の緊張
吸気努力により呼吸補助筋の動きがみられる.

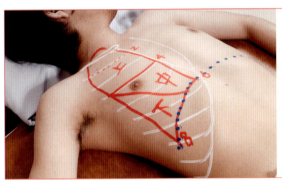

図7　触診による肋骨と肺野の位置関係の確認
触診は体表からみた肺野と肋骨の位置関係を理解したうえで行う.

うことが重要である(図7：肺区域の詳細は2章〈p.21〉参照).

主な触診の項目は，①胸腹部，横隔膜の動き，②気管の位置，③呼吸筋力，④皮下気腫，⑤声音振盪である.

■ 胸腹部・横隔膜の動き
①まず胸腹部の柔軟性や拡張性を上部，下部，背部より確認する.
②次に胸部の動きを確認する．正常な上部胸郭は，前後方向へのポンプの柄の動き(pump-handle motion)となり，胸郭の前後径を増大させる．一方，下部胸郭は，側方へのバケツの柄の動き(bucket-handle motion)になる(図8)．また，肋間の拡大，膨隆，狭小化，陥没，筋緊張も確認する.

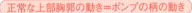
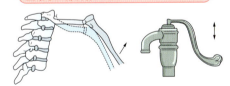

側面から見ると，吸気時に肋骨と胸骨を前上方に引き上げ，胸郭の前後径が増大する

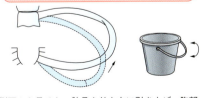

側面から見ると，肋骨を前上方に引き上げ，胸郭の横径が増大する

図8　胸郭の動き

③同時に呼吸パターンを確認し，上部胸式，下部胸式，横隔膜呼吸のうち，どの呼吸様式が優位であるかを確認する．
④頸部，肩甲帯，体幹の呼吸補助筋の収縮性や柔軟性の触診も必要である．

■ 声音振盪

声音振盪とは，患者の発声により触診できる細かなふるえのことであり，左右差を確認する（図9）．

気道内分泌物により生じる振盪はフィジカルアセスメントにおいて特に重要である．呼吸パターンに同調させて呼気介助を行うと，振盪によって気道内分泌物の貯留と移動が確認できるため，排痰法を行う際，痰の貯留部位の確認と効果判定に不可欠な項目である．

打診

一般的に指指打診法を用い，反響音，振動の変化により，胸郭の空気含量を推察し，病態を判断する．

■ 打診の方法（図10）

①非利き手中指の近位指節間関節（第2関節）を，肋骨に平行になるよう肋間に密着させる．
②利き手の中指の指先を用いて，非利き手の遠位指節間関節（第1関節）を1～2回叩く．
③右鎖骨上から始め，左右対称に，順次下方に進める．
④さらに胸骨左右縁から背部に向かって打診を行い，音の変化から横隔膜の位置を確認する．

■ 打診音

打診音は，①正常肺で認められる静音（共鳴音），②含気量が多い場合の鼓音，③含気量の低下や液体の貯留を認める場合の濁音に分類される．心臓部，肝臓部，骨部では濁音となる（図11）．

横隔膜の位置や動きを確認する際には，最大吸気位と最大呼気位において濁音と静音の境界域を判断する（図12）．

病態による打診音の特徴は，気胸や高度のCOPDでは鼓音となり，無気肺や荷重側肺障害では濁音となる．

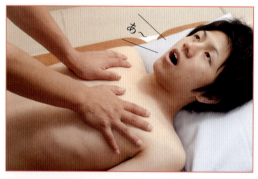

図9　声音振盪
患者に低い声で「ひとーつ」あるいは「あーいーうーえーおー」と繰り返し発声させながら，左右の胸郭の振盪を確認する．

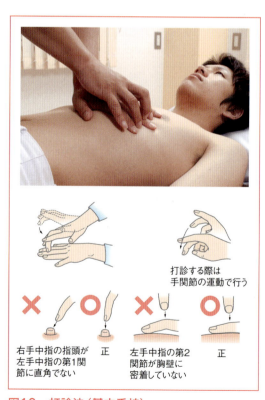

図10　打診法（基本手技）

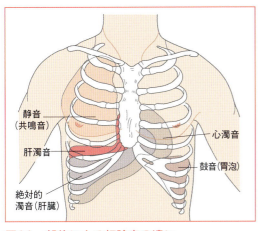

図11 部位による打診音の違い

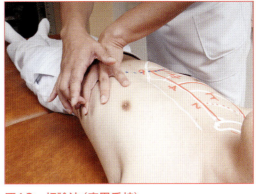

図12 打診法（応用手技）
荷重側肺障害では胸骨左右縁から背部へ打診することで，音の変化（濁音と清音の境界域）により横隔膜の位置を確認できる．

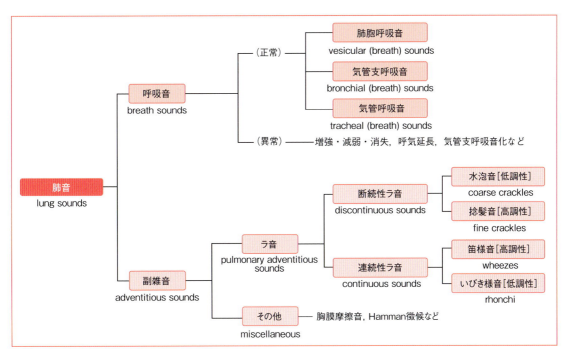

図13 肺音の分類

聴診

聴診は，換気に伴って肺内で発生する肺音を聴診器を用いて聴取し，音調や発生部位，呼気と吸気の呼吸位相などから，その所見を病態学的に判断する．

■ 肺音

肺音は，呼吸音と副雑音に分類され，副雑音のラ音はさらに連続性ラ音と断続性ラ音に分類される（図13）．聴診からは，換気状態や気道内分泌物について多くの情報が得られるが，画像所見などと併せた判断が重要である．

《呼吸音》

健常者において確認される肺音であり，以下の3つに分類される．

- 気管呼吸音：頸部気管直上において，呼気相に強く，長い音として聴取される．
- 気管支呼吸音：前胸部胸骨上および背部の肩甲骨間において，呼気相に中等度で風が吹くような音として聴取される．
- 肺胞呼吸音：通常の肺野において「ヒューヒュー」と形容される微風のような柔らかい音として聴取される．呼気相ではほとんど聴取されない．

呼吸音の異常は，減弱や消失または増強として表れる．例えば，気胸，胸水，無気肺などでは呼吸音は減弱もしくは消失し，一方，肺炎などでは肺実質密度の増加により，呼吸音は増強する．

《副雑音》

健常者においては確認できない肺音であり，副雑音の存在は，なんらかの異常を示している．

- 副雑音のラ音：主に吸気時に聴取される断続性ラ音と，吸気・呼気時ともに聴取される連続性ラ音に分けられる．さらに断続性ラ音は水泡音と捻髪音に，連続性ラ音は笛様音といびき様音に分けられる．
- 水泡音：主に痰により発生する比較的低調な音で，「ブツブツ」や「ズルズル」と形容される．
- 捻髪音：主に間質性肺炎で聴取され，閉塞していた末梢気道の再開通に伴って発生する．肺底部や下肺野に限定して聴取される，「チリチリ」や「バリバリ」と形容される高調性の音である．
- 笛様音：気管支喘息などの閉塞性疾患で聴取される．末梢気道の狭窄により発生し，「ピーピー」や「ヒューヒュー」と形容される高調

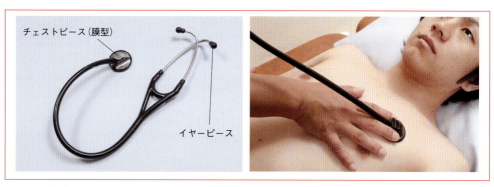

図14　聴診器とその取り扱い

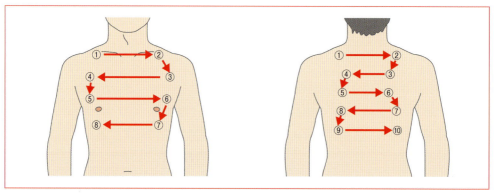

図15　聴診部位と順番

性の音である．
- いびき様音：気道異物や痰などによる中枢の気道狭窄で発生し，「ズーズー」や「ガーグー」と形容される低調性の音である．

■ 聴診の方法

①聴診器（ステート）のチェストピースは，一般的な体型の患者には膜型を，痩せていて肋間が陥没している患者にはベル型を選択する．

②聴診器を手掌で包み込むように，胸壁に密着させる（図14）．

③聴診部位は，胸部上方から下方へ，前面，側面，背面を左右対称に進める（図15）．

④聴診では同一部位で吸気と呼気を聴き，聴き取りにくいときには深呼吸をさせる．

⑤全肺野を聴取するため，体位に制限がある場合には聴診法を工夫する．仰臥位では特に背面の聴診を十分に行う．

運動耐容能・ADLとQOL・その他の検査と測定

運動耐容能（6分間歩行試験，シャトル歩行試験）

6分間歩行試験（6 minute-walk test：6MWT）やシャトル歩行試験（shuttle walking test：SWT）は，運動耐容能の評価に用いられる運動負荷試験である．

6MWTは，30m程度の歩行スペースで行い，6分間に歩行できる最大距離を測定するもので，患者によって歩行速度が規定される（図16）．必要であれば立ち止まって休むことも認めている．テスト中は検査者は歩行に同行せず，決められた声かけを行う．

最大歩行距離（m）のほかに，最低SpO_2（％），呼吸困難感の変化（修正Borgスケール），最大脈拍数（拍/分），SpO_2回復時間（分）なども併せて計測する（図17，18）．

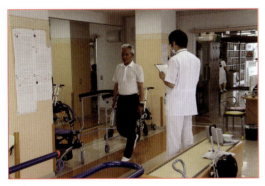

図16　6MWTを行っている様子

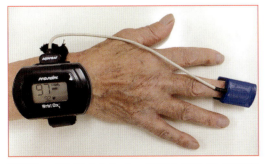

図17　パルスオキシメータによるSpO_2の測定

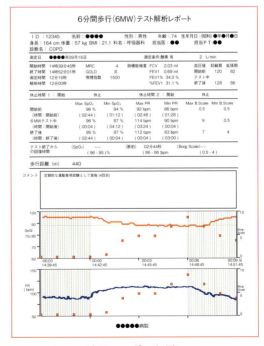

図18　6MWT結果のレポート例

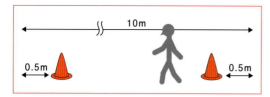

図19 シャトル歩行試験（SWT）

1分ごとに12段階（1.8〜8.53km/分）まで歩行速度が増していく漸増負荷試験で，そのスピードについていける最大距離を求める．
歩行距離と$\dot{V}O_2$ max（$\dot{V}O_2$ peak=4.19+0.025×歩行距離〔m〕）は相関がある．そのため，SWTの歩行距離から$\dot{V}O_2$ peakを予測することができる．

SWTは，長さ10mの平地において両端から0.5m手前に目印のコーンを置き，CDから流れる一定間隔の発信音にあわせて往復歩行してもらう（図19）．1分ごとに12段階（1.8〜8.53km/分）まで歩行速度が上昇する漸増負荷テストである．

ADLとQOL

慢性呼吸器疾患患者において，ADLを制限するのは，労作時の呼吸困難である．そのためADLを評価する際は，問診と観察によって，動作の達成度を確認するのに加え，どの程度の呼吸困難を伴っているかを確認する．

一般的には，入浴動作や階段昇降の際に息切れが強く，ADLに制限を生じやすい．入浴動作のうち，洗髪や体を洗うなどの上肢を使用した反復動作では，より息切れが強い傾向にある．

■ ADLの評価

評価法として一般的に用いられているのは，酸素流量や動作速度・頻度，息切れ感，移動距離，呼吸パターン，達成方法などを3〜4段階で評価できるものが考案されている．NRADL（Nagasaki University respiratory ADL questionnaire〈千住らのADL評価表〉；表3）やP-ADL（pulmonary

表3 NRADL（千住らによる評価法）

項　目	動作速度	息切れ	酸素流量	合　計
食　事	0・1・2・3	0・1・2・3	0・1・2・3	
排　泄	0・1・2・3	0・1・2・3	0・1・2・3	
整　容	0・1・2・3	0・1・2・3	0・1・2・3	
入　浴	0・1・2・3	0・1・2・3	0・1・2・3	
更　衣	0・1・2・3	0・1・2・3	0・1・2・3	
病室内移動	0・1・2・3	0・1・2・3	0・1・2・3	
病棟内移動	0・1・2・3	0・1・2・3	0・1・2・3	
院内移動	0・1・2・3	0・1・2・3	0・1・2・3	
階　段	0・1・2・3	0・1・2・3	0・1・2・3	
外出・買い物	0・1・2・3	0・1・2・3	0・1・2・3	
小　計	/30点	/30点	/30点	
連続歩行距離	0：50m以内，2：50〜200m，4：200〜500m，8：500m〜1km，10：1km以上			
			合　計	/100点

〈動作速度〉
0：できないか，かなり休みをとらないとできない
　　（できないは，以下すべて0点とする）
1：途中で一休みしないとできない
2：ゆっくりであれば休まずにできる
3：スムーズにできる

〈息切れ〉
0：非常にきつい，これ以上は耐えられない
1：きつい
2：楽である
3：まったく何も感じない

〈酸素流量〉
0：2L/分以上
1：1〜2L/分
2：1L/分以下
3：酸素を必要としない

（千住秀明：日常生活活動（ADL）．第2版．2007年[2]より）

emphysema-ADL）評価表である．その他には，肺機能状態尺度（pulmonary functional status scale：PFSS）や肺機能状態・呼吸困難質問票（pulmonary functional status and dyspnea questionnaire-modified：PFSDQM）などがある．

■ QOLの評価

健康に関連する生活の質（health related quality of life：HRQOL）の概念に基づく質問票では，COPDに対するchronic respiratory disease questionnaire（CRQ）とSt.George's respiratory questionnaire（SGRQ）がよく用いられている．

CRQは，呼吸困難，疲労，情緒的機能，呼吸法の制御という4領域20項目から評価を行うものである．SGRQは，症状，活動，衝撃という3領域50項目から評価を行うものである．

その他の検査と測定

検査や測定では，身体所見を客観性をもって判断するとともに，臨床検査所見との関係を確認する．その項目として，関節可動域，胸郭拡張差，四肢・体幹・呼吸筋の筋力などがあげられる．

- 関節可動域：頸部，肩甲帯，肩関節，体幹に実施し（図20），胸郭の可動性に関しては，一般的に胸郭拡張差の計測を用いる．
- 胸郭拡張差：腋窩，剣状突起，第10肋骨部の3か所を最大吸気位と最大呼気位で計測し，その差を求める（図21）．
- 四肢・体幹の筋力：主に頸部，肩甲帯，肩関節，体幹などの主動作筋の徒手筋力テスト

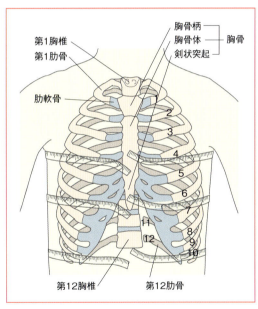

図21　胸郭拡張差の計測

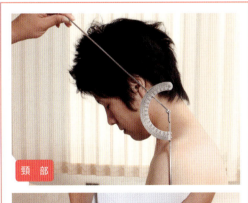

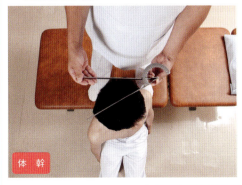

図20　関節可動域の計測（頸部・体幹）

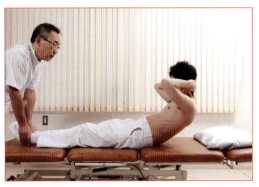

図22　徒手筋力テスト（腹筋）

(図22)の結果や，握力を指標とする．また，運動能力を推察するうえで，下肢筋力の確認も重要である．
- 呼吸筋の筋力：呼吸筋力計を用いて口腔内圧の最大吸気圧（maximal inspiratory pressure：PImax）と最大呼気圧（maximal expiratory pressure：PEmax）を計測することが多い．

ICFによる呼吸障害の捉え方

ICFとは

国際生活機能分類（International Classification of Functioning, Disability and Health：ICF）は，健康状況と健康関連状況を，身体，個人，社会という3つの視点で，①心身機能・身体構造（body functions and structures），②活動（activities），③参加（participation）に分類して，何らかの健康状態にある人に関連するさまざまに異なる領域を系統的に分類するものである．

ICFによる分類の具体例

COPDにより在宅酸素療法（home oxygen therapy：HOT）を導入した症例を想定し，医療面接，フィジカルアセスメント，検査・測定，他部門からの情報を統合・解釈し，ICFによる分類・整理を行うと図23のようになる．

呼吸障害の捉え方

呼吸障害を捉えるためには，今までに行ってきた検査・測定結果などや入手した情報を統合した評価が必要となる．

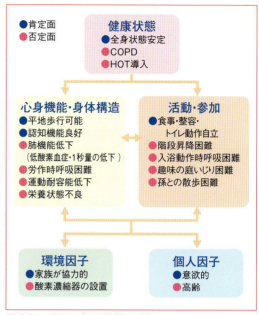

図23　ICFによる分類の例

各検査結果の解釈では，呼吸器疾患に特有のフィジカルアセスメント所見を病態生理学的な機能障害として捉える．また，臨床検査や画像所見および理学療法検査・測定結果から，障害像の具体化と問題点の抽出を行う．個人因子，生活環境因子についても，聴取した結果から抽出・分析を行う．なお，慢性呼吸器疾患の症候障害学的な理解では，呼吸困難や倦怠感，疲労感などがADLの制限因子となり，徐々に外出がおっくうで困難となり，それによって社会参加の制限が生じ，運動耐容能が低下し自覚症状がいっそう増強するという，負のスパイラルに陥ることが多い点に注意する．

■文献
1) 日本呼吸ケア・リハビリテーション学会，日本呼吸理学療法学会，日本呼吸器学会：呼吸リハビリテーションに関するステートメント．日呼吸ケアリハ会誌 2018；27：95-114．
2) 千住秀明監：理学療法学テキスト 第Ⅴ巻 日常生活活動（ADL）．第2版．九州神陵文庫；2007．

4-3 基本手技：コンディショニング

リラクセーション

リラクセーションとは，呼吸困難に伴う呼吸補助筋の過緊張を呈している患者に対し，呼吸に対する緊張をゆるめ，ゆったりとした呼吸を促すものである．安楽体位の選択のほかに手技として，呼吸補助筋のストレッチやマッサージ，Hold-Relax法，呼吸介助法，呼吸法指導などがある．

最初に，最も呼吸が楽な安楽体位を選択する．なお，患者の疾患や状況によって，安楽体位は異なる場合もある．

COPD患者においては，仰臥位よりも上体を起こした半臥位のほうが呼吸困難の少ない体位となる（図1a）．座位では，両手を膝に置き，胸部運動を行いやすくする（図1b）．前かがみの座位をとることも多い（図1c）．立位では，壁などにもたれて前かがみになることが多い（図1d）．

ストレッチでは，僧帽筋や胸鎖乳突筋を持続的に伸張する頸部ストレッチを行う（図2）．

Hold-Relax法では，「肩をすぼめる」ように指示を与え，頸部の呼気補助筋群を最大収縮させ（図3a），次に一気に力を抜かせ（図3b），緊張

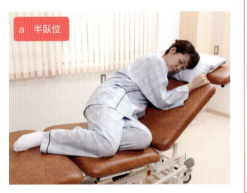

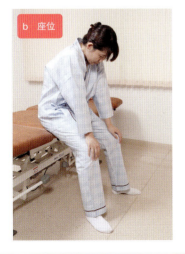
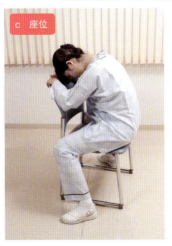
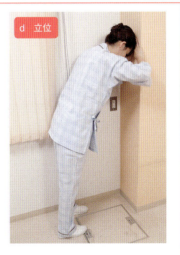

図1　COPD患者の安楽体位

を軽減させる手技である．

　呼吸介助法によるリラクセーションは，呼吸調整を主な目的とし，喘息の発作時やCOPDの労作時における呼吸困難に対して用いられる．方法は，①可能な範囲で楽な体位をとらせる，②呼吸パターンに同調させながら，呼気相において胸部運動に合わせて胸郭を圧迫する，③吸気相において圧迫を解除し，胸郭の弾性を利用して吸気を促す（図4）．

　呼吸困難に対しては，後述する横隔膜呼吸や口すぼめ呼吸などの呼吸法を行うことも有効である．これらの呼吸法は，呼吸困難増強時に急に試みても実施が困難な場合が多いため，呼吸の状態が安定しているときに習得しておく必要がある．

呼吸法と呼吸練習

横隔膜呼吸

　横隔膜呼吸は，上部胸式の呼吸運動を抑制し，横隔膜の上下運動によって換気を促す，最も基本的な呼吸パターンであり，健常者は誰もが不随意に行っている．

　横隔膜呼吸では，上に凸のドーム状をした横隔膜が収縮することで約2cm下制し，胸腔内が陰圧となることにより空気が流入する．したがって，横隔膜による呼吸法を習得し，随意的に呼吸パターンをコントロールすることで，1回換気量（TV）を増大させ，呼吸数（RR）を減少させる．さらに，呼吸補助筋の活動が抑制されることで，呼吸仕事量は軽減し，下側肺の換気が改善するため，換気血流比も改善する．

　また，進行したCOPDでは，肺胞の破壊に

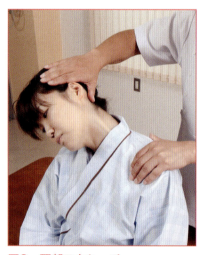

図2　頸部ストレッチ

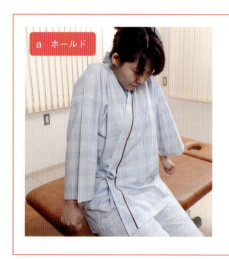
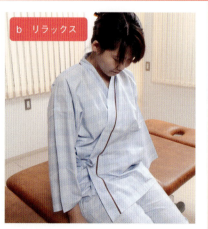

図3　Hold&Relax法

基本手技：コンディショニング ❸

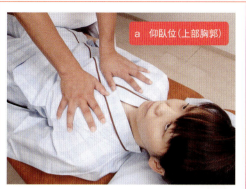
a 仰臥位（上部胸郭）

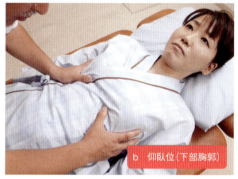
b 仰臥位（下部胸郭）

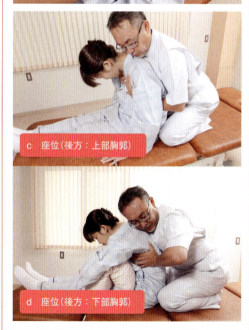
c 座位（後方：上部胸郭）
d 座位（後方：下部胸郭）

図4　呼吸介助法

対応することが必要である．

■ 横隔膜呼吸の指導

①仰臥位やセミファーラー位をとり，股関節，膝関節を軽く屈曲させる（図5a）．

②横隔膜呼吸が優位になるまで，自然な呼吸を待つ．横隔膜呼吸が優位になったら，徐々に意識させることがポイントである．

③上腹部（臍部）に指導者の手掌を置き，呼気相に軽く上腹部を圧迫して十分に呼出させ，吸気の始まる瞬間に，横隔膜に早い伸張を加えて，吸気のタイミングを理解させる（図5b）．

④吸気相の間に軽い断続的な圧を加え，「腹部を膨らませる」あるいは「指導者の手を押し上げる」ように指示しながら行わせる（図5c）．

⑤横隔膜呼吸が可能となった時点で，患者自身の手掌を上腹部に置いて呼吸パターンの確認を促す（図5d）．

⑥「鼻から吸って，口から吐く」との口頭指示がよく用いられているが，高齢者では理解が困難な場合が多いため，「息を吸うときは口を閉じて，息を吐くときは口笛を吹くように」と指示すれば理解しやすい．

⑦仰臥位での横隔膜呼吸を習得したら，座位や立位，歩行時，階段昇降時においても習得できるようにする（図5e, f）．

⑧これらが可能となったら，以下に紹介する横隔膜の筋力と耐久力の増大に向けた指導を開始する．

口すぼめ呼吸

　口すぼめ呼吸は，肺胞の破壊と圧迫による細気管支の閉塞に対し，口をすぼめることで気道内圧を高め，気管支の虚脱を防ごうとする呼吸法である（図6）．この効果には，1回換気量の増加，呼吸数の減少，さらに$PaCO_2$とPaO_2の

よって横隔膜のドームが崩れて平坦化し，横隔膜の上下運動は困難となる．このような場合には，対象者の病状の評価を十分に行ったうえで

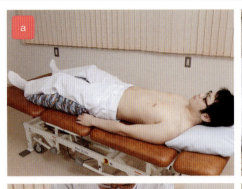
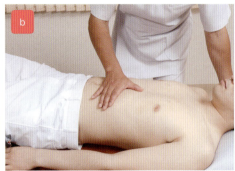
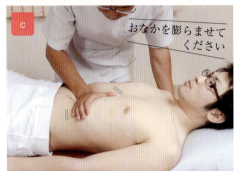
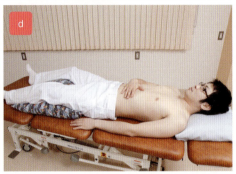
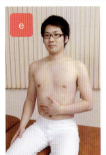
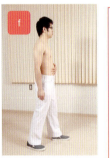

図5　横隔膜呼吸の指導法

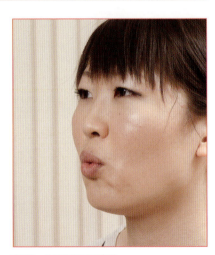

図6　口すぼめ呼吸

改善，呼吸困難の減少などがあり，横隔膜呼吸と組み合わせて実施することでリラクセーションに有効である．

■口すぼめ呼吸の指導

①可能な限り，吸気は横隔膜呼吸を行わせる．
②呼気相は，「口笛を吹くように」，小児に対しては「フゥーと息を吐くように」と指導する．
③できるだけ呼気相を長くする．
④吸気と呼気の比は1：3〜5を目標とし，呼吸数は10〜15回/分を目標とする．

器具を用いた呼吸練習

吸気努力を主に視覚的にフィードバックし，呼吸練習への動機づけを行う器具の総称をインセンティブ・スパイロメトリー（incentive spirometry：IS）とよんでいる．

ISは，形状の違いによって，吸気容量を増大

基本手技：コンディショニング ③

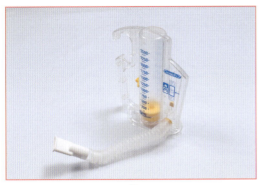

図7　容量型（Coach 2®）

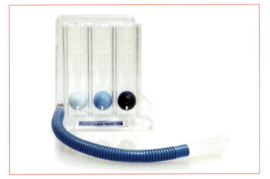

図8　流量型（TRIFLO II™）

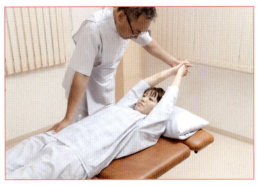

図9　Silvester法

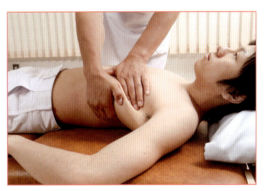

図10　胸骨の捻転

させる容量型（volume type；図7）と，吸気流速を増大させる流量型（flow type；図8）に分けられる．しかし，これらのタイプを厳密に使い分けていることは少なく，誤った使用法により逆効果となることもある．ISを使用する際の基本原則は，術前後の場合はゆっくりとした深呼吸で肺容量を増加させることが重要であるため，容量型を用いる．慢性呼吸不全の安定期における呼吸筋トレーニングの場合は流量型を用いる．

胸郭可動域トレーニング

COPDや長期間にわたって人工呼吸器による呼吸管理を受けている患者は，胸郭の動きに制限を生じていることが多く，換気量の低下や呼吸困難を強める一因となっている．この制限に対し，可動性を改善させるのが胸郭可動域のトレーニングであり，Silvester（シルベスター）法，胸骨の捻転，体幹の捻転，棒やStretch Pole®を用いたストレッチなどがある．

- Silvester法：両上肢を吸気時に挙上し，呼気時に降ろす方法である（図9）．この方法だけでも，1回換気量が20〜30mL改善する．実施の際，両肩の関節可動域制限に注意する．
- 胸骨の捻転：肋骨の走行に合わせて呼気時に頭側の手を押し下げ，腹側の手を背柱より引き上げる（図10）．
- 体幹の捻転：仰臥位にて両膝を軽く立て，軽く肩甲帯を固定し，呼気時に体幹を捻じる（図11）．
- 棒を用いたストレッチ：棒を背側に抱え，呼

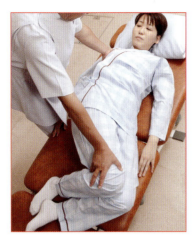

図11　体幹の捻転

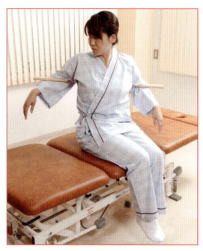

図12　棒を用いたストレッチ

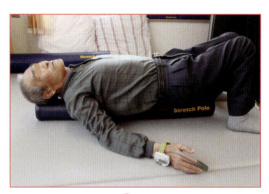

図13　Stretch Pole®を用いたストレッチ

気時にゆっくりと体幹を回旋させる方法である（図12）．
- Stretch Pole®を用いたストレッチ：仰臥位で脊柱に沿ってStretch Pole®を置くとよい（図13）．

排痰法（気道クリアランス法）

痰の生理学

　気道や肺胞内の分泌物を中枢部に移動させ，肺胞でのガス交換を改善させる排痰法は，古典的な体位排痰法から始まった．

　痰は，気道から産生される気道上皮液に唾液，血清漏出成分，微生物，細胞，外来物質などを含んでいる．正常では，気道内で吸収されたり，飲み込まれたりするため，喀出されないが，病的な状態では，生理的レベルを超えた気道上皮液が分泌され，多くの場合，咳を伴いながら喀出される．正常な気道上皮液が咽頭に達する量は，10mL/日と推定されているが，実際の全産出量は不明である．

　喀出痰は非均一で，粘弾性，粘着性の性状であり，水分，蛋白質，炭水化物，脂質，電解質などの成分を有している．

　痰は，ゲル層とゾル層の二層からなる気道上皮の繊毛運動（図14）と重力と気流の相互関係により，末梢気道から咽頭に輸送される．この繊毛運動の機能低下は，加齢，麻酔，鎮痛薬，喫煙，気管吸引，気管切開，電解質バランスの不均等による脱水症状などで生じ，痰の貯留による無気肺の発生につながる．

体位排痰法（体位ドレナージ）

　排痰法のなかで，体位排痰法は最も基本であり，体位を利用し，重力によって末梢気道から中枢気道へ分泌物を移動させる．この方法は，喀痰の貯留した末梢肺領域を高い位置に，中枢

基本手技：コンディショニング ③

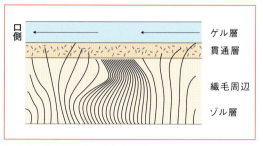

図14　気道上皮の繊毛運動
繊毛の先端は前進運動の際にはゲル層に一部貫通し，口側へ向かって送り出す推進力を生み出す．繊毛が戻る際は全体がゾル層の中を動く．気道分泌物や異物はゲル層上に乗って口側へと運ばれていく．図では繊毛の動きは二次元で表現されているが，実際の動きは三次元的な円運動である．

気道を低い位置にすることが原則である．

より効果的な痰の喀出には，目的とする肺区域に排痰手技を加えたり，咳（咳嗽）を促すなど，他の排痰法と組み合わせるのが一般的である．これが不十分な場合には気管吸引を行う．

体位排痰法は，特に自力で体動が困難な意識障害のある患者や鎮静化されている患者に対して，重要な治療法である．

■体位排痰法の実施方法

①胸部X線，聴診，触診，打診などにより痰の貯留部位を評価する．
②最適な体位を選択し，その排痰体位をとる．
③基本的な体位では，SpO_2 や血圧，心拍数，呼吸数などのバイタルサインをモニタリングしながら，各肺葉の解剖学的位置を考慮し，排痰部位の気管支をできるだけ垂直位に近づける（図15）[1]．複数の肺葉に痰の貯留がある場合は，上位より体位を選択する．
④実施時間は原則として，各体位ごとに数分〜15分を目安とし，患者のバイタルサインや疲労度，分泌物の喀出量などによって時間を調節する．
⑤終了後は，喀出された痰の性状を確認し，胸部X線，聴診，触診，打診などで再評価する．

さらに，SpO_2 が実施前の値まで回復していることを確認する．

体位変換時は，種々のラインやドレーンに注意を要する．例えば，経管栄養チューブで経管栄養食を注入した後は，約30分間は頭低位は避ける．また実施中に，気道内分泌物が移動し一過性の低酸素血症が進行することがあるため，吸入酸素濃度を変更するなどの対応が必要である．

■禁忌と制限

体位排痰法は必然的に体位変換を含むことから，未固定の頭頸部，脊柱の外傷，頭蓋内圧亢進時には禁忌となる．

その他，循環動態の不安定な活動性の出血がある場合，膿胸，気管支胸腔瘻，心原性肺水腫，大量の胸水貯留，肺血栓塞栓症，体位変換に耐えられないような高齢者，あるいは混乱・不安状態にある場合，さらに肋骨骨折のある場合などにも実施には重大な制限が加わる．

修正した排痰体位など

重症例で，目的とする肺区域に適応した体位をとることが困難な場合には，その体位に最も近い「修正した排痰体位」をとる（図16）[1]．特に，集中治療などでの人工呼吸管理中は，シムス位が用いられる（図17）．この修正体位の実施により，SpO_2 や循環動態のモニタリング下でも，多くの例で体位変換が可能となる．

さらに，今まで実施されてきた体位排痰法は肺区域レベルに対応したものであり，区域レベルより末梢である亜区域レベルでは解剖学的に痰の移動が困難な体位もあることがわかってきた．したがって，解剖学的に推奨される体位として両側シムス位とティルトアップを組み合わせた体位が導入されてきている（図18）[2]．

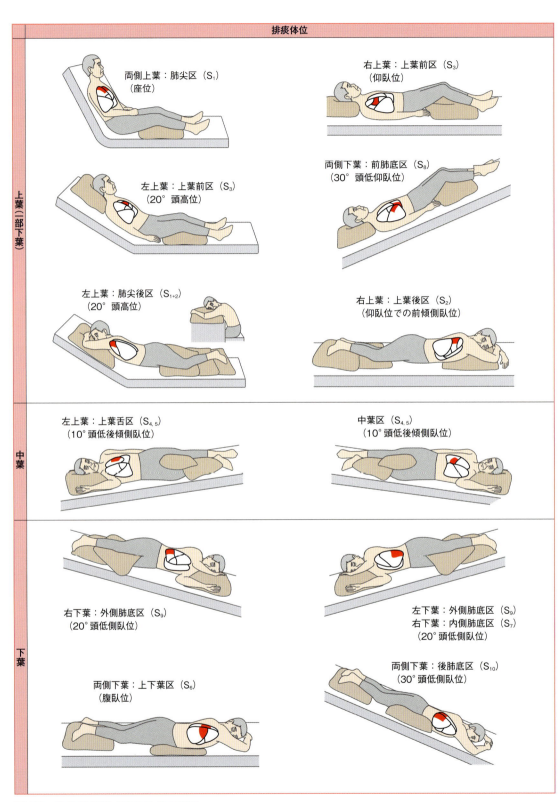

図15 体位排痰法(基本体位12種)
(神津 玲:呼吸理学療法標準手技. 2008[1]より)

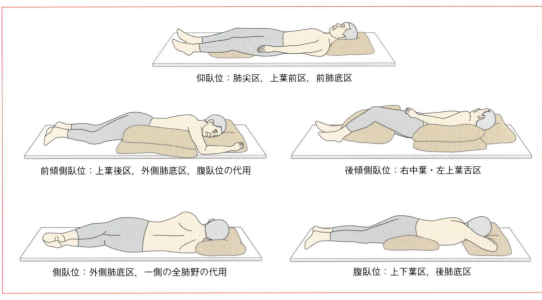

図16 修正した排痰体位
(神津 玲:呼吸理学療法標準手技. 2008[1]より)

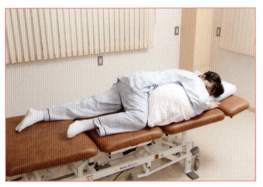

図17 シムス位

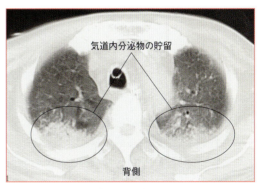

図19 荷重側肺障害の胸部CT

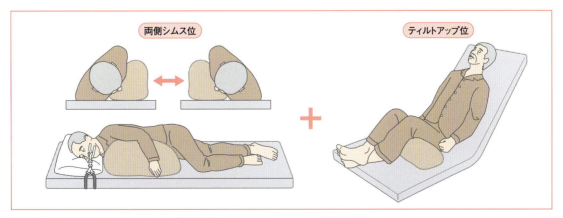

図18 解剖学的に推奨される排痰体位
(Takahashi N, et al.:CHEST. 2004[2]をもとに作成)

呼吸器合併症予防のための体位

■ 荷重側肺障害

慢性呼吸不全の急性増悪，また集中治療における呼吸器合併症には，患者の不動化により荷重側の肺野に病巣が限局する荷重（下）側肺障害が多い（図19）．この病態は，重力により荷重側へ気道内分泌物が移動，貯留し，換気量の低下，さらに肺内シャント血流が増加し，びまん性病変を呈したものである．

荷重側肺障害に対しては，腹臥位による呼吸管理が有効とされている．腹臥位にすると，血流が重力により健側肺へ移動して酸素化されるため，PaO_2は改善する．同時に障害肺は血流の低下によって換気血流比が改善するため，酸素化能も改善する．また，患側を上にした排痰体位で自発呼吸を行うことは，気道内分泌物の移動と無気肺になった肺胞の再拡張に有効に働く．

腹臥位の実施時間は，原則として1〜2時間であるが，その状況に応じて判断する．

■ 予防的体位変換

慢性呼吸不全の急性増悪時では，従来の治療を行う際に安静の目的から仰臥位にて呼吸管理を行うことが多い．しかしながら，そのような体位制限によって，さらに重篤な呼吸器合併症を引き起こす危険性が高い．したがって，荷重側肺障害は，それらの障害が生じてから対応するのでは遅く，できるだけ早期から全症例に共通して積極的な体位変換を行うことが重要である．

一般的に実施されている体位変換では，2時間の仰臥位→小マクラを挿入し，2時間の右側臥位→仰臥位に戻り2時間→小マクラを挿入し，2時間の左側臥位→再び仰臥位というパターンが非常に多い（図20上）．このような体位変換は，褥瘡予防を目的とした最低限のものである．これでは自分で十分に体動できない重篤な意識障害のある患者や術後鎮静化されている患者の場合，24時間連続して仰臥位でいることと変わらず，医療者が荷重側肺障害を発生させているようなものである．

ただし，荷重側肺障害を予防するためにすべての患者を腹臥位にすることは現実的ではない．というのも，多くの患者は腹臥位をとることは可能だが，原則2人以上のマンパワーを必要とし，さらに腹臥位の実施中はモニタリング

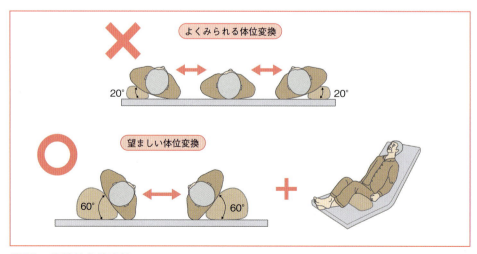

図20　予防的体位変換

が必要となるためである．

そこで推奨されるのが，予防的体位変換である（図20下左）．この体位変換では，原則的に単なる仰臥位は禁止とし，大きなマクラなどを使用する．60°以上の側臥位をとり，2時間ごとに左右の変換をする．これにより約120°体位を変換でき，荷重側への気道内分泌物の貯留を予防できる．

側臥位など一体位の継続時間は，患者の睡眠と気道内分泌物の貯留を考慮し，2時間が最適である．また，仰臥位を禁止している理由は，多くの重症例では，日中に胸部X線撮影，創部の処置，清拭などで仰臥位となる時間が必ずあるためであり，あえて荷重側肺障害を生じさせる仰臥位は実施する必要はないからである．さらに全身状態が安定している場合は，日中にティルトアップを組み合わせる．このティルトアップは，①仰臥位に比べ横隔膜の動きが改善され，両下葉の無気肺予防に有効，②誤嚥性肺炎の予防に有効，③早期離床に有効という利点がある．

患者によっては，頻回な体位変換が難しい場合もある．そのような場合には，持続的にベッドごと体位を変える電動ローリングベッド（図21）を併用することもある．電動ローリングベッドは，荷重側肺障害の予防だけではなく，急性呼吸窮（促）迫症候群（acute respiratory distress syndrome：ARDS）や熱傷などの患者に対しても用いられている．

徒手的介助法

■ スクイージング（squeezing）

気流により末梢から中枢側に痰を移動させる介助法としてスクイージングが用いられている．スクイージングの定義は，「排痰体位をとり気道内分泌物の貯留する胸郭を呼気相に圧迫し，吸気時に圧迫を解放する手技」とされている[3]．

スクイージングは，排痰体位と組み合わせて実施することが前提であり，また痰の貯留部位に応じて行うことから，表1の4パターンを参考に患者の可能な体位や痰の貯留部位に合わせて応用する（図22）．

スクイージングの実施上の主な注意事項は次のとおりである．

- 可能な限り，バッグや人工呼吸器による陽圧換気を併用する．
- 必要に応じて吸入療法を併用する．
- 排痰体位と組み合わせて実施する．
- 呼気流速をより高める目的で急激な圧迫は加えない．
- 圧迫の加え方は最大吸気位から徐々に圧を加

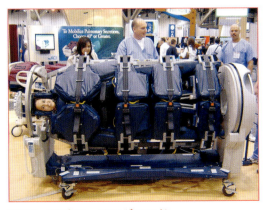

図21　電動ローリングベッド

表1　スクイージングの基本的手技

上葉	鎖骨と第4肋骨間を呼気時に気管の分岐部の方向へ圧迫
右中葉・左舌区	45〜60°側臥位にて，前後と左右方向より第4〜6肋骨間を圧迫
下葉（外側）	側臥位にて，左右方向より第6〜8肋骨間を圧迫
下葉（後肺底区）	腹臥位にて，前後と左右方向より第8〜10肋骨間を圧迫

え，呼気終末で圧が最も強くなるようにする．
- 母指球などに局所的な圧が加わらないようにする．
- 女性の場合，乳房の軟部組織が邪魔になり，胸郭に対して十分な圧が得られていないことがあるので注意する．
- 原則として呼吸パターンに合わせて実施する．呼吸数が30回/分以上であれば，すべての呼吸パターンに合わせることは困難であるため，2回の呼吸に1度の呼気介助を行う．胸郭の振盪の触診により痰の貯留部位と移動を確認しながら行う．
- スクイージングの回数や時間に決まりはなく，状況に応じて対応する．基本的には患者の疲労を目安とし，休息を入れ，必要に応じて繰り返す．

■ **スプリンギング（springing）**

スプリンギングとは「呼気時に徒手的に胸郭を圧迫した後に，吸気開始とともに一気に圧迫を解除し，胸郭の弾性を利用して吸気を促す手技」[4]である（図23）．換気の促通手技として有効である．

■ **ハフィング（huffing）**

気道内分泌物の移動を目的として，声門を開いたまま強制的に呼出を行うことである（図24）．末梢気道の分泌物の移動には，「ハ～～～ッ」とゆっくりと長く呼出させ，中枢気道からの移動には，「ハッ」と力強く息を呼出させることがポイントである．

■ **咳の介助法**

痰は末梢気管支から中枢気道に移動し，最終的に咳（咳嗽）によって喀出される．このとき，効果的な咳が困難であると排痰に難渋する．したがって，咳嗽力の低下している患者に対しては，その介助を行う（図25）．「咳嗽の効果を高めるために，咳嗽に合わせて胸部または腹部を

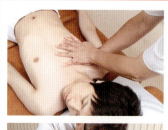
上葉

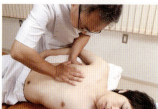
中葉・舌区

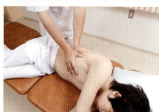
外側肺底区

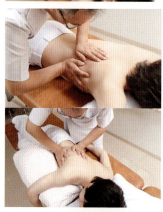
後肺底区（腹臥位）

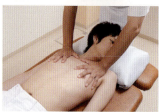
後肺底区（シムス位）

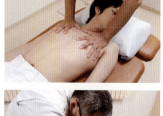
全体：上部

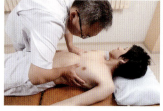
全体：下部

図22　排痰体位と圧迫する位置

基本手技：コンディショニング ❸

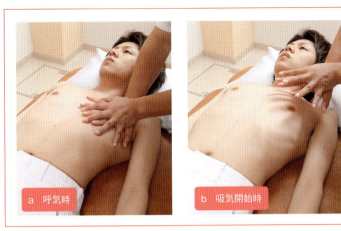

a 呼気時　　b 吸気開始時

図23　スプリンギング

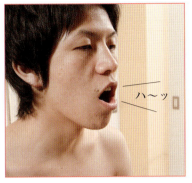

図24　ハフィング

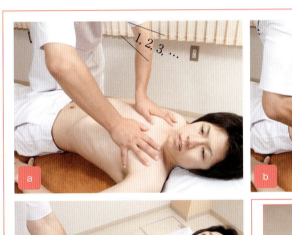

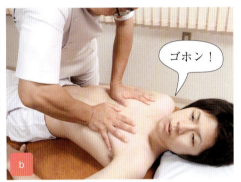

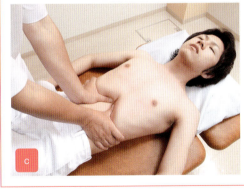

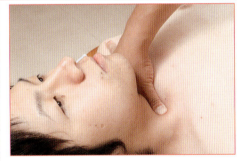

図26　気管圧迫法

図25　咳の介助法
a 患者に対して「1, 2, 3, ゴホン」のタイミングで咳こむよう指示する．
b 実施者は，「ゴホン」のタイミングで咳に合わせて胸郭を圧迫する．
c 神経筋疾患や脊髄損傷など，呼気筋である腹直筋の収縮がみられない患者に対しては，咳などのタイミングに合わせて間接的に横隔膜を押し上げる．

徒手的に固定あるいは圧迫する」[5]とよい．

■気管圧迫法

「胸骨上切根部の直上に触知できる気管に母指などで瞬間的に圧迫を加えて，咳嗽反射を誘発する」[6]ことで，意識障害を伴った高齢者などに対し有効な手技である（図26）．

機器を用いた方法

■ 気道内圧振動器具

アカペラは，楽器のオカリナに似た形状の器具である（図27）．息を吹き込むことによって内部の板バネ状のものが振動し，これによって気道内圧に振動が生じ，排痰が促される．呼出口のダイアルを調節することで，呼気圧の調節が可能である．

アカペラは，腹臥位や側臥位など体位に制限を受けないことが特徴であり，体位排痰法と組み合わせた自己喀痰の促通には有効な器具である．

■ MI-E（カフアシスト）

自己喀痰に加え，呼気介助を行っても，十分な呼気流速が得られない場合に，MI-E（mechanical inexsufflator）を用いた器械による咳介助（mechanically assisted coughing：MAC）が有効である（図28）．MI-Eは，気道に陽圧を加えた後，急速に陰圧にシフト（+40〜−40cmH$_2$O）することで，肺からの速い呼気流速を生じさせ，貯留した気道内分泌物を除去する機器である．気管切開や気管挿管を受けていない患者では，フェイスマスクなどで行う．

MI-Eによる排痰では気道内圧の上昇があるため，COPDなどの閉塞性肺疾患の患者への使用は慎重に検討すべきであるが，肺の実質に障害のない神経筋疾患や頸髄損傷などの患者では非常に有効な機器である．

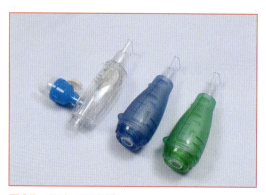

図27　アカペラ3種

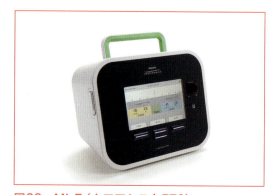

図28　MI-E（カフアシストE70）

■ 文献

1) 神津 玲：体位ドレナージ／体位排痰法．千住秀明ほか監：呼吸理学療法標準手技．医学書院；2008．p.46-9．
2) Takahashi N, Murakami G, Ishikawa A, et al.：Anatomic evaluation of postural bronchial drainage of the lung with special reference to patients with tracheal intubation. CHEST 2004；125：935-44．
3) 神津 玲：スクイージング．千住秀明ほか監：呼吸理学療法標準手技．医学書院；2008．p.96-9．
4) 山下康次：スプリンギング．千住秀明ほか監：呼吸理学療法標準手技．医学書院；2008．p.102-3．
5) 井澤和大：咳嗽介助．千住秀明ほか監：呼吸理学療法標準手技．医学書院；2008．p.44-5．
6) 山下康次：気管圧迫法／咳嗽誘発法．千住秀明ほか監：呼吸理学療法標準手技．医学書院；2008．p.54．

4-4 運動療法

運動療法の概念

運動療法は，原則として年齢・性別を問わず有用であり，慢性疾患および障害者の治療にも効果があることから，呼吸器疾患患者においても積極的に導入されている（図1）.

運動療法は，まず評価を行った後，最初はコンディショニングを中心に行う．続いて徐々にADLトレーニングを始め，そして再評価を繰り返しながら全身持久力トレーニングと筋力トレーニング中心の運動療法が行われるという進め方が一般的である（図2）.

運動処方とFITT

運動処方を決定するには，まず，年齢，性別，病状・病歴などの患者情報を収集したのち，心電図，血圧などのメディカルチェックを行う．さらに，運動負荷試験，体力測定を実施する．その後，必要に応じて再評価を行い，処方内容を調整していく．

運動処方の構成

運動処方は，個人にあったFITTにより構成される．FITTとは運動の頻度（frequency：F），強度（intensity：I），時間（time：T），種類（type：T）を表しており（図3），重症度やディコンディショニングの程度によって異なる.

■運動の頻度

運動の頻度は，週3回以上で，6〜8週間以上行う.

■運動の強度

運動強度に関しての一定のコンセンサスは得られていないが，大きく高強度負荷（high intensity）と低強度負荷（low intensity）に分けられる.

従来，高強度負荷は，運動能力の大きな改善がみられ，生理学的効果が高いのに対し，低強度負荷は，運動能力の改善が少なく，運動効果

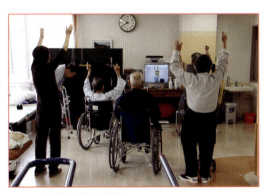

図1　運動療法の様子

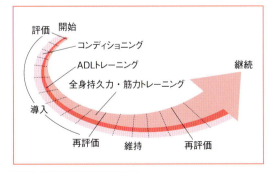

図2　運動療法の進め方

（日本呼吸ケア・リハビリテーション学会呼吸リハビリテーション委員会ワーキンググループほか編：呼吸リハビリテーションマニュアル－運動療法．第2版，2012[1]より）

の発現に長期間を要するとされてきた．しかし，高強度負荷をすべての患者に施行することは困難であり，リスクが高く，付き添いや監視が必要である．一方，低強度負荷はリスクが少ないため，在宅で継続しやすい利点がある．

一般的な施設においては，自覚症状，心拍数，フィールドでの歩行試験から運動強度を設定することが多い．

- 自覚症状からの運動強度の設定

自覚症状からの運動強度の設定は，息切れの自覚症状をもとに，安全な運動強度を設定できる簡便な方法である．通常は，修正Borgスケール（p.14参照）で4（多少強い）～5（強い）の強度で運動を処方するが，臨床においては，「5」の運動を継続的に実施することはきわめて困難であり，「3～4」程度の運動を選択することが多い．

- 心拍数からの運動強度の設定

心拍数からの運動強度の設定は，まず目標心拍数をHR（heart rate）max法やHRR（heart rate reserve）法（Karvonen法）を用いて決定してから運動強度を設定する．慢性呼吸不全に対する運動処方においては，両方法においても予測最大心拍数の40～80％の範囲で強度を設定する．

> **HR$_{max}$法**
> 目標心拍数 ＝ 予測HR$_{max}$* × 40～80％
> *予測HR$_{max}$ ＝ 220－年齢

例えば，70歳で70％の負荷強度にすると，以下のようになる．

　　目標心拍数　＝（220－70）× 70％
　　　　　　　　＝ 150 × 0.7 ＝ 105

この場合，105拍/分を維持できる運動強度を設定する．

> **HRR法**
> 目標心拍数 ＝〔（予測HR$_{max}$ －安静時心拍数）×40～80％〕＋安静時心拍数

例えば，70歳で安静時心拍数が80拍/分の場合，60％の負荷強度にすると，以下のようになる．

　　目標心拍数　＝〔（〈220－70〉－80）×60％〕＋80
　　　　　　　　＝（70×0.6）＋80
　　　　　　　　＝122

この場合，122拍/分を維持できる運動強度を設定する．

運動の頻度 Frequency	運動の強度 Intensity	運動時間 Time (duration)	運動の種類 Type
1週間または1日に運動する回数を指す	自覚症状，心拍数などに合わせて調節する運動の強さを指す	症状体調などに合わせて調節する運動の実施時間を指す	全身持久力，筋力，柔軟性トレーニングなど，運動の種類を指す
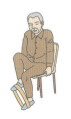	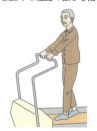	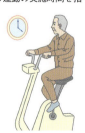	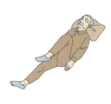

図3　FITTの概念

■ 運動時間

最初は5分程度から開始し，最終的には20分以上継続するとされている．

■ 運動の種類

運動の種類は，柔軟性トレーニング，全身持久力トレーニングと筋力トレーニングに大別される．

柔軟性トレーニングは，年齢とともに生じる柔軟性の低下に対し，適度なストレッチを実施する．ストレッチ法には，軽い痛みを感じるくらいまでゆっくり筋肉を伸ばし，そのまま少し維持する方法と，繰り返し弾みをつけて行う方法の2種類がある．

全身持久力トレーニングは，長時間にわたる筋肉を使った運動であり，歩行，自転車エルゴメータ，トレッドミル，水中歩行，水泳，ランニング，サイクリングなどがある．このうち歩行は適応しやすく，気軽にできることから，最も身近な運動方法である．

筋力トレーニングは，筋肉や筋力の増加・維持，骨密度の増加を目的に行われるもので，チューブ，ボール，フリーウエイト，マシントレーニングなどがある．このトレーニングでは，正しい姿勢・リズム・動きと呼吸を連動させて行うことが重要である．

運動療法における構成

運動療法は，ウォームアップ，主運動，クールダウンから構成される．ウォームアップは柔軟性トレーニングを含み約10分間，主運動は全身持久力トレーニングと筋力トレーニングを約20〜60分間，クールダウンは柔軟性トレーニングを含み約10分間行うのが一般的である．

運動療法中の注意事項・パニックコントロール

運動療法中の酸素療法は，体内の酸素不足を予防するだけでなく，運動中の息切れ予防にも効果的である．通常アセスメントに基づいて処方される．SpO_2が90%以下にならないような酸素量に決定することが多い．

運動療法の中止基準は，修正Borgスケールで「7〜9」，息切れ，動悸，胸痛，疲労，めまい，チアノーゼなどの自覚症状の他，SpO_2が90%以下になった場合である．

パニック状態になった場合は，安楽姿勢や口すぼめ呼吸などで対応し，さらに呼吸困難が強い場合には，徒手的に呼吸介助を用いることもある．

筋力トレーニング

重症例の筋力（骨格筋）トレーニング

全身状態が安定していれば，人工呼吸器管理中でも筋力トレーニングを開始する．ただし，重症例では骨格筋の筋萎縮に加えて，嫌気性代謝になりやすいため，いきなり高負荷の運動を開始すると，筋疲労や筋損傷を招きやすい．したがって，重症例や高齢者では必ず低強度から開始する．人工呼吸器管理中における低強度の下肢自動介助運動の様子を図4に示す．

下肢筋力が高度に障害されている患者に対するベッド上での下肢挙上（straight leg raising：SLR）は，腹圧を高めて横隔膜の動きを阻害しやすく，呼吸困難を増強させることがあるため，適切ではない．膝下に枕を置き，膝を屈曲させた状態で膝を伸展させる運動から始める．

長期臥床中の患者に対する下肢の筋力トレーニングでは，抗重力筋の筋力強化が重要であ

る．この場合，足元にゴム製のボールを置いて蹴ることで，下腿三頭筋や大腿四頭筋をはじめ，立つための筋肉を鍛えることができる．また，足底感覚，関節覚，筋感覚入力が期待でき，拮抗筋の相反収縮や協調収縮も可能である．人工呼吸器管理中であっても，可能であればできるだけ早期より座位，立位，足踏みや10cm程度の踏み台昇降などを行い，さらに下肢筋力を強化する．

中等症・軽症例の筋力トレーニング

中等症・軽症例の筋力トレーニングでは，重錘やゴムチューブを使用する運動が簡便である．重錘を用いる場合，最初は楽に上げることができる重さから開始し，10回3セットの運動ができるようになったら徐々に重くしていく．通常は0.5〜1.0kgずつ増やしていく．中等症・軽症例の筋力トレーニングについてはp.105〜114に具体例をあげたので参照されたい．

また，中等症・軽症例の筋力トレーニングでは，種々の機器を用いることもある（図5）．なお，筋力トレーニングの強度を設定するために，各種筋力測定器による最大筋力，または1回反復最大筋力（1 repetition maximum：1RM）を測定することが望ましい．

呼吸不全患者の多くは，日常生活において洗体・洗髪・着替えなどの入浴動作，炊事・掃除・洗濯などの家事動作での息切れの訴えが強い（p.119参照）．これらはすべて上肢を用いた動作であり，これに対しては上肢の筋力トレーニングが必要である．定量的な負荷設定が可能であることから，ダンベルや重錘を用いることが多いが，ペットボトルを用いたほうがより簡便であり，在宅でも継続しやすい．

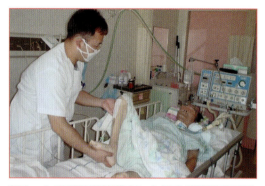

図4 人工呼吸器管理中における低強度の下肢自動介助運動の様子

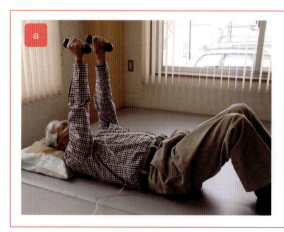
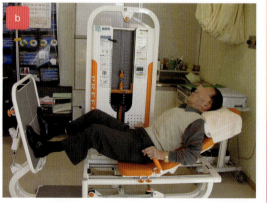

図5 機器を用いた筋力トレーニングの例
a 鉄アレイを用いた上肢の筋力トレーニング．
b レッグプレスを用いた下肢の筋力トレーニング．

筋力トレーニングの実際

A 上肢の筋力トレーニング

これらの運動は自重で行ってもダンベル等を使用して行ってもよい.

①自重による肩関節屈曲（臥位）

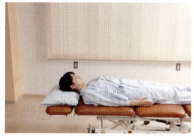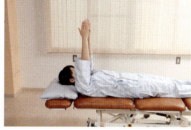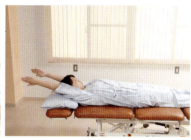

①仰臥位になり，両上肢を体幹に沿って伸ばす.
②「バンザイ」の動作（肩関節屈曲）を行う.

②自重による肩関節外転（座位）

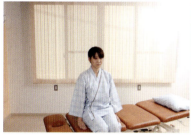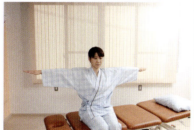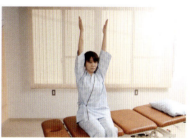

①座位になり，両上肢を体幹に沿っておろす.
②側方より「バンザイ」の動作（肩関節外転）を行う.

③ダンベルを使った肩関節屈曲（座位）

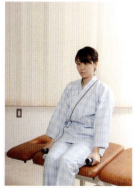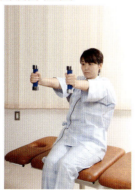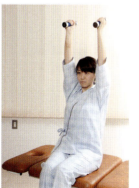

①座位になり，ダンベルを持って両上肢を体幹に沿っておろす.
②前方より「バンザイ」の動作（肩関節屈曲）を行う.

④ダンベルを使った肘関節伸展（臥位）

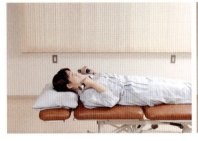 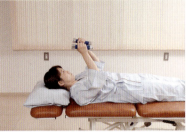 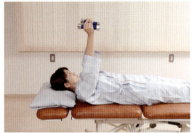

①仰臥位になり，ダンベルを持って肘関節を曲げる．
②両上肢を上方に伸ばす（肘関節伸展）．

⑤ダンベルを使った肘関節屈曲（座位）

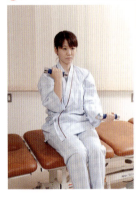 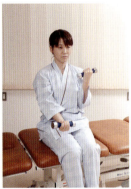

①座位になり，ダンベルを持って右肘関節を曲げる（肘関節屈曲）．
②左右同じ動作を繰り返す．

⑥ボールを使った上肢のトレーニング（座位）

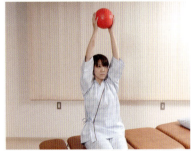 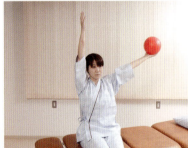 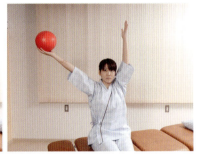

①座位になり，頭上でボールを持つ．
②左手でボールを持ち，側方に傾ける．
③頭上で持ち替え，左右同じ動作を繰り返す．

⑦ゴムを使った肩関節屈曲（座位）

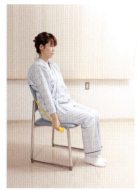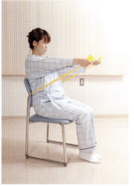

①イスに座る．
②背もたれに固定されたゴムを持ち，両上肢をおろす．
③両肘関節を伸ばしたまま，両上肢を挙上する（肩関節屈曲）．

⑧ゴムを使った肩関節外転（立位）

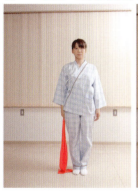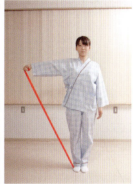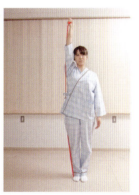

①右手でゴムの一端を持ち，立位になる．
②もう片方のゴムの一端を踏み，外側より挙上する（肩関節外転）．
③左右同じ動作を繰り返す．

⑨ゴムを使った肘関節伸展（立位）

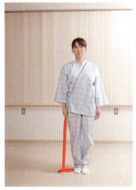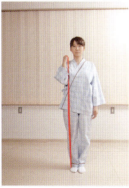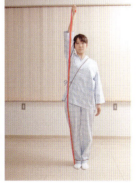

①右手でゴムの一端を持ち，立位になる．
②もう片方のゴムの一端を踏み，前方よりも右肘関節を曲げ，そのまま挙上する（肘関節伸展）．
③左右同じ動作を繰り返す．

⑩壁を使った腕立て伏せ（立位）

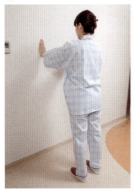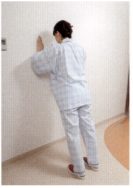

①立位になり，肩幅の広さで両肘を伸ばしたまま，壁に両手をつく．
②肘関節の屈伸（腕立て伏せ）を行う．
③負荷の量を足の位置で調節する．

B　下肢の筋力トレーニング

これらの運動は自重で行っても重錘等を使用して行ってもよい．

①重錘を使ったSLR：膝関節伸展・膝関節屈曲（臥位）

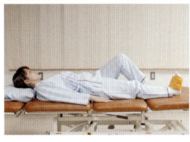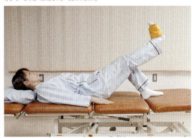

①仰臥位になり，足部に重錘を巻く．左膝を立てる．
②右下肢の膝関節を伸ばしたまま，左膝の高さまで持ち上げる（SLR）．
③このとき，上げている右足部は反らせておく（足関節背屈）．
④左右同じ動作を繰り返す．

②重錘を使った股関節屈曲（臥位）

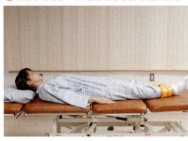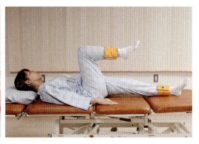

①仰臥位になり，足首に重錘を巻く．
②右側の股関節，膝関節を曲げ，下肢を体幹に近づける．
③左右同じ動作を繰り返す．

③ゴムを使った股関節屈曲（臥位）

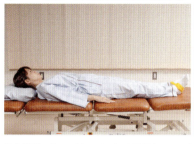 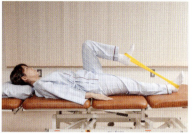

①仰臥位になり，輪にしたゴムを両足部にとおす．
②ゴムの弾性に抗して膝関節，股関節を曲げ（股関節屈曲），下肢を体幹に近づける．
③左右同じ動作を繰り返す．

④ゴムを使った股関節外転（臥位）

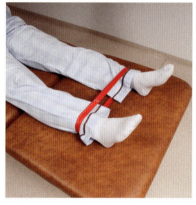 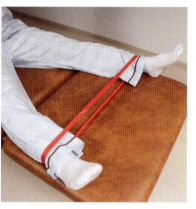

①仰臥位になり，輪にしたゴムを両足首にとおす．
②両下肢を側方に開く（股関節外転）．
③かかとが内側に入らないように注意する．

⑤ゴムを使った足関節底背屈（臥位）

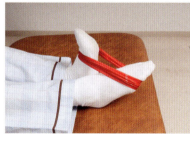 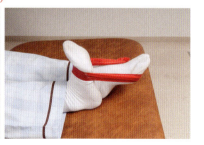

①仰臥位になり，輪にしたゴムを両足背にとおす．
②ゴムの弾性に抗して足部を動かす（足関節底背屈）．

⑥重錘を使った股関節屈曲（座位）

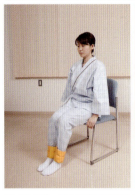 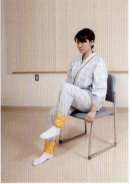

①イスに座って両足首に重錘を巻き，一側の大腿が体幹に近づくように持ち上げる（股関節屈曲）．
②左右同じ動作を繰り返す．

⑦重錘を使った膝関節伸展（座位）

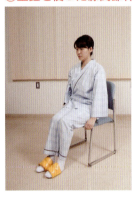 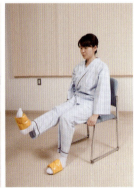

①イスに座って両足部に重錘を巻き，一側の膝関節を伸ばす（膝関節伸展）．
②左右同じ動作を繰り返す．足を反らせる（足部背屈）と効果的である．

⑧重錘を使った股関節屈曲（立位）

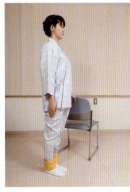 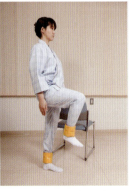

①立位となり両足首に重錘を巻き，イスなどにつかまりバランスを保ちながら，下腿が体幹に近づくように持ち上げる（股関節屈曲）．
②左右同じ動作を繰り返す．

⑨重錘を使った股関節伸展（立位）

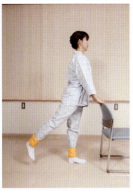 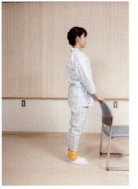

①立位となり両足首に重錘を巻き，イスなどにつかまりバランスを保ちながら，一側の下肢を後方に上げる（股関節伸展）．
②左右同じ動作を繰り返す．体幹が前方に傾かないように注意する．

⑩重錘を使った股関節外転（立位）

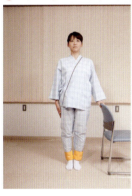 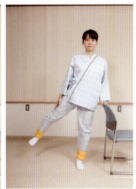

①立位となり両足首に重錘を巻き，イスなどにつかまりバランスを保ちながら，一側の下肢を側方に上げる（股関節外転）．
②左右同じ動作を繰り返す．体幹が側方に傾かないように注意する．

⑪重錘を使った膝屈曲（立位）

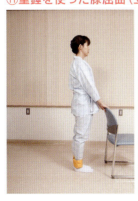 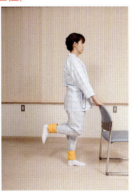

①立位となり両足首に重錘を巻き，イスなどにつかまりバランスを保ちながら，一側の膝関節を後方に曲げる（膝関節屈曲）．
②左右同じ動作を繰り返す．

⑫ゴムを使った股関節屈曲（座位）

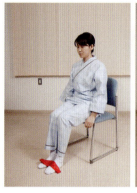 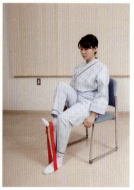

①イスに座り，輪にしたゴムを両足部にとおす．
②ゴムの弾性に抗して，一側の大腿を体幹に近づける（股関節屈曲）．
③左右同じ動作を繰り返す．

⑬ゴムを使った股関節外転（座位）

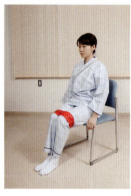 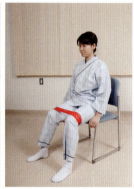

①イスに座り，輪にしたゴムを両大腿にとおす．
②ゴムの弾性に抗して，両膝が離れるように外側に開く（股関節外転）．

⑭ゴムを使った膝関節伸展（座位）

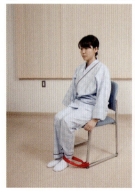 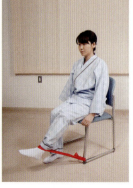

①イスに座り，輪にしたゴムをイスに固定し，一側の足首にとおす．
②ゴムの弾性に抗し，膝関節を伸ばす（膝関節伸展）．
③左右同じ動作を繰り返す．

⑮つま先立ち（立位）

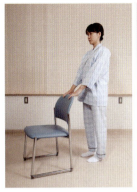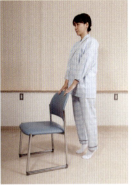

①両下肢を肩幅の広さにとって立位となる．
②両足でつま先立ちとなり，ゆっくり戻す．
③イスなどにつかまり，バランスをとってもかまわない．

⑯スクワット（立位）

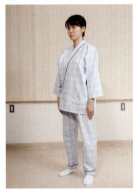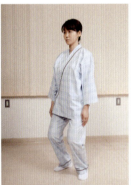

①両下肢を肩幅の広さにとって立位となる．
②両膝が軽く曲がる程度までしゃがみ，ゆっくりと戻す．
③イスなどにつかまり，バランスをとってもかまわない．

C 体幹の筋力トレーニング

①体幹屈曲（臥位）

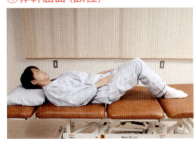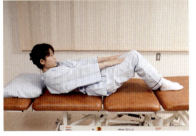

①仰臥位となり，両膝を立てて両手を大腿に置く．
②臍（おへそ）をのぞき込むように起き上がる（体幹屈曲）．
③完全に起き上がらず，頭部が枕から離れる程度でも効果がある．

②体幹回旋(臥位)

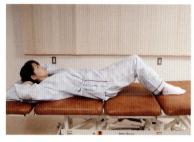 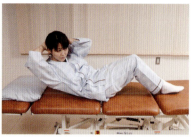

①仰臥位となり，両膝を立てて両手を頭の後ろで組む．
②一側の上肢を反対側の大腿に近づけるようにして起き上がる（体幹回旋）．
③完全に起き上がらず，頭部が枕から離れる程度でも効果がある．
④左右同じ動作を繰り返す．

③ブリッジ(臥位)

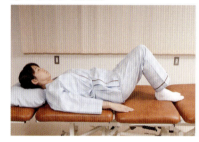 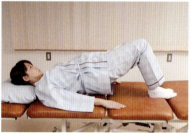

①仰臥位となり，両膝を立てる．
②殿部を持ち上げる．

④体幹前屈(座位)

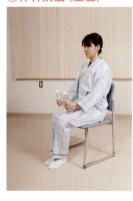 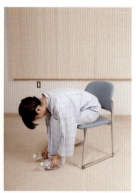

①イスに座り，両手にペットボトルを持つ．
②ゆっくりと前かがみになり（体幹前屈），ゆっくりと戻す．

全身持久力トレーニング

　全身持久力トレーニングは下肢と上肢の運動に分けられ，下肢では，自由歩行（ウォーキング，図6），トレッドミル（図7），自転車エルゴメータ（図8），上肢ではハンドエルゴメータ，ダンベル，セラバンド，プーリーなどを用いた方法がある．

歩行の処方

　歩行の処方では，最初に運動負荷試験によるSpO_2の変化を確認する．他の運動処方と同様に，SpO_2が90％となったら休息を入れ，85％を下回る場合は，酸素投与量の再検討を主治医に伝える．

　1日の活動量を確認する際には歩数計を用いることが有用である．歩数計による運動量の設定には，①まず1週間使用し，1日の平均歩行量を推定する，②平均歩行量の10％増の運動を2週間単位で設定する，③最終の目標歩数は5,000〜7,000歩/日とする．

　患者は歩数計を就寝前に確認することが多いが，これでは目標歩数に達していなかったときに追加で運動することは困難であるため，夕方に歩数を確認するよう指導する．

呼吸筋トレーニング

　呼吸筋トレーニングの処方では，呼吸筋力低下と呼吸筋疲労を明確に判別することが重要である．呼吸筋力低下とは，筋力が弱くなることで，休息しても筋力低下が続いて回復しない状態であり，呼吸筋疲労とは，休息すれば回復する状態を意味する．呼吸筋疲労による呼吸筋力低下は，呼吸筋トレーニングの対象とはならない．

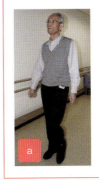
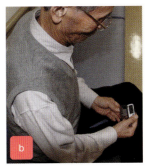

図6　自由歩行
a　歩数計を装着して歩行する．
b　歩行の後，歩数計で歩数を確認する．

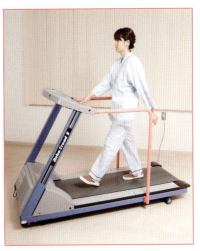

図7　トレッドミル

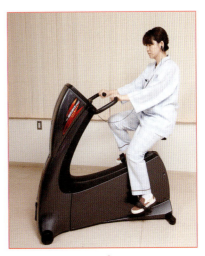

図8　自転車エルゴメータ

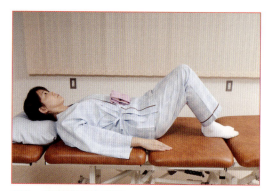

図9　腹部重錘負荷法

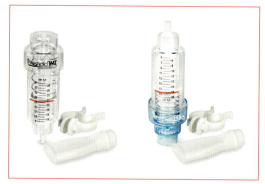

図11　Threshold® IMT

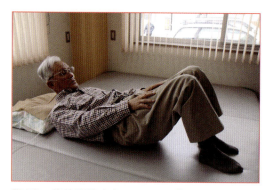

図10　腹筋群筋力トレーニング

吸気筋トレーニングは，種々の機器を用いた吸気抵抗負荷呼吸法と腹部重錘負荷法（abdominal pad法；図9）があり，臨床においては腹部重錘負荷法が多く用いられている．腹部重錘負荷法では，仰臥位で500g〜3kgの重錘を腹部に載せ，腹式呼吸を10分間程度，1日2回行うことが一般的である．

呼気筋トレーニングとしては，腹筋群の筋力増強が重要である．呼吸不全患者に対する腹筋群筋力トレーニングは，次のように指導する（図10）．
①仰臥位で膝を立てる．
②臍（おへそ）をのぞき込むようにする．
③頭部を枕より若干浮かせる．
④腹筋群の収縮を確認する．
⑤約3秒間保持する．

■ 器具を用いた呼吸筋トレーニング

器具を用いた呼吸筋トレーニングは，呼吸筋に過度な負荷刺激を加えることにより強化を図る方法であり，Threshold® IMTなどがある（図11）．

ながいき呼吸体操

目的

呼吸器疾患がある患者や高齢者は，身体を動かすことで息切れが生じやすいため，徐々に活動範囲がせまくなる．そのため，在宅において筋力トレーニングを継続することは非常に難しいといえる．そこで，呼吸法を練習しながら楽に筋力トレーニングが継続できるよう，筆者らが考案したのが「ながいき呼吸体操」である（図12）．この体操により，現在の呼吸機能を維持し，少しでも運動する能力を向上させることを目的としている．

方法

この体操は，日本で広く親しまれている「ラジオ体操第一」のメロディを6/8拍子に編曲し，そのメロディに合わせて行う．呼吸リズムは，「1，2」で「息を吸い」，「3，4，5，6」で口をすぼめて「息を吐く」ことが基本である．階段昇降で軽く息切れを感じる程度（約3METs）の患

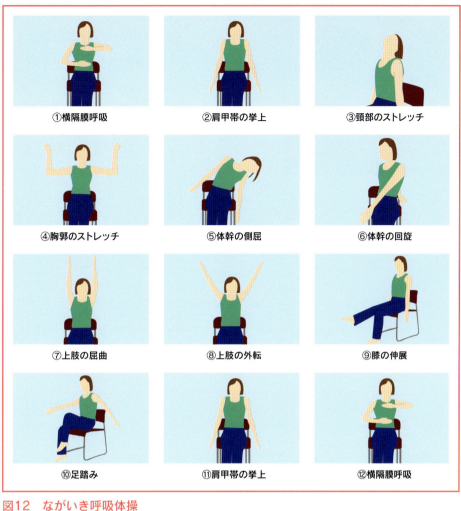

図12　ながいき呼吸体操

者を標準とし，呼吸理学療法のコンディショニングから上下肢の筋力トレーニングを含んだ構成となっている．

注意事項
- 体操する姿勢は座位でも立位でも構わない．
- 呼吸リズムが合わない場合は，無理に合わせず自分のリズムに合わせて行ってもらう．
- 体操のなかで難しいものがある場合は，できる範囲内の体操を行ってもらう．
- 毎日5分間の体操を継続的に行うことで効果が期待できる．

在宅プログラム

運動療法の簡素化

　在宅での運動療法を中心とした呼吸理学療法に関しては，いかに継続させるかが重要である．そのためには，在宅プログラムをできるだけ簡素化する．

　医療機関で実施していたプログラムを在宅で行うことはきわめて難しい．詳細な在宅プログラムを退院時に患者へ渡すだけでは患者のためにはなっていない．

　簡素化のポイントは，5分間でもよいから継

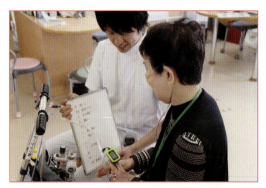

図13 パルスオキシメータによるSpO$_2$と脈拍数の確認

続できるプログラムを提供することである．具体的な例として，家庭用の自転車エルゴメータよりは屋外散歩などの自由歩行がよい．負荷量のチェックでは，個人用のパルスオキシメータを所有している場合はSpO$_2$と脈拍数を確認し（図13），所有していない場合には修正Borgスケールによる呼吸困難を指標とする（p.14参照）．また，運動量の確認では，歩数計が有効である．さらに，動画など視聴覚を用いた呼吸体操なども運動の継続に有効である．

外来での運動療法

外来にて1週間に3回以上の運動を継続することは，現実的に難しい場合が多い．1〜2週間に1回の外来での運動療法では，その効果はあまり期待できない．しかし，定期的なフォローアップとして，在宅で困難な運動療法プログラムを毎回実施することにより，その実施前後のSpO$_2$や脈拍，呼吸困難を前回と比較してチェックすることが可能となる．評価を兼ねた運動療法として有効な方法である．

4-5 ADLトレーニング

ADLにおける呼吸困難

呼吸不全患者は，種々のADLにおいて，呼吸困難を生じる（図1）．COPDによりHOTを使用している患者が呼吸困難を生じるADLを図2に示す．

この他，家事動作では「炊事」，「洗濯」，「掃除」などでも呼吸困難を生じる．「炊事」では，鍋やフライパンを持って調理する動作，「洗濯」では，高い場所にある物干しに洗濯物をかける動作，「掃除」では，前かがみになって掃除機をかける動作などで，呼吸困難が増強しやすい．

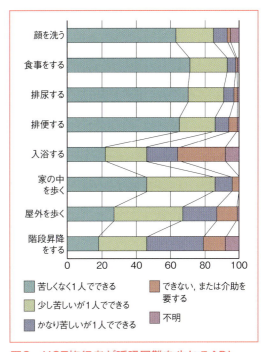

図2　HOT施行者が呼吸困難を生じるADL

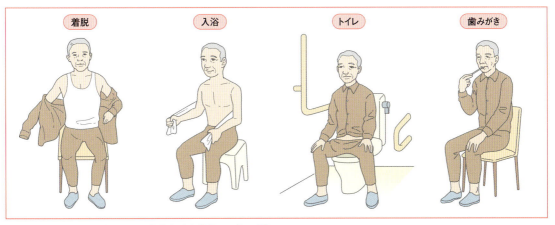

図1　呼吸困難を生じる日常生活活動（ADL）の例

入浴動作における呼吸困難とその対応

　HOT施行者が呼吸困難を生じる入浴動作を図3に示す．入浴における動作のうち，特に呼吸困難が強いのは，「身体を洗う」と「髪を洗う」動作であった．「髪を洗う」動作は，前かがみになり，さらに両上肢を挙上した状態で上肢の反復運動を組み合わせたものであるため，最も呼吸困難が出現しやすい．これに対し，前傾姿勢をとらなくてもよいように，シャンプーハットなどを使用することは有効である．

　一方，「湯につかる」動作は，一般的に水圧の影響から呼吸困難が増強するとされてきたが，実際には水圧の影響はわずかであり，むしろ入浴姿勢と浴槽の様式がより重要である．HOT施行者では，下肢を抱え込む姿勢が呼吸困難を増強させるため，浴槽の様式は，床置き型(和風浴槽)よりも半埋め込み型(全長が長い和洋折衷浴槽)が適している．

ADLトレーニングのポイント

　ADLにおいて，労作時の呼吸困難を軽減させるためのポイントは，次のとおりである．
①呼吸困難が増強したときには，意識的に横隔膜呼吸(p.88参照)を心がける．
②歩行や階段昇降では，6拍の呼吸のリズム

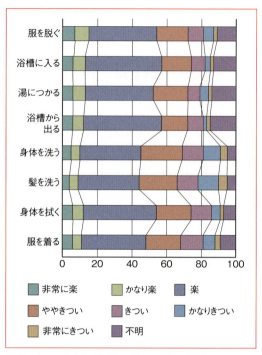

図3　入浴動作における呼吸困難の程度

(「1, 2」で息を吸い，「3, 4, 5, 6」で息を吐く)を取り入れる．
③呼吸困難が非常に強い動作を行う際には，呼吸を整え，息を吐きながら，その動作を行う．
④階段を6拍のリズムで昇ることが困難な場合は，立ち止まって「1, 2」で息を吸ってから，「3, 4, 5, 6」で息を吐きながら昇るように指導する．

5章 呼吸器疾患に対する栄養療法

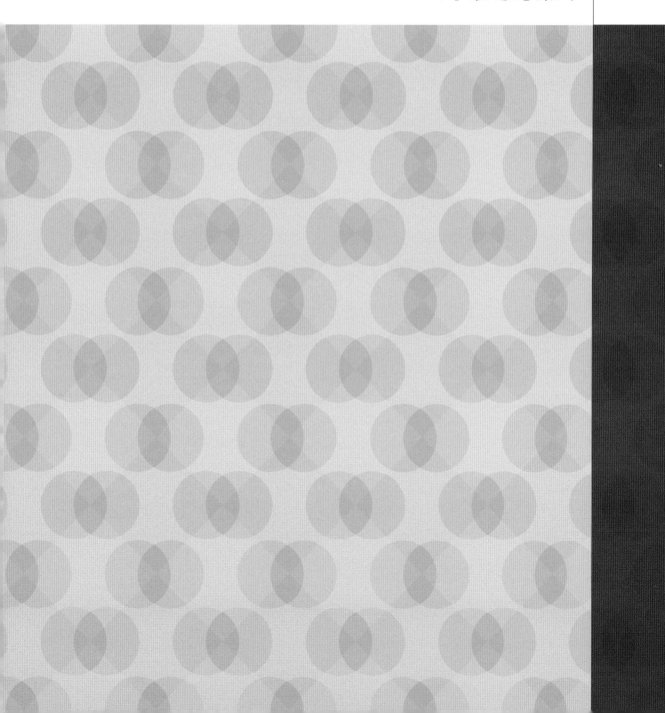

5-1 COPD患者の栄養アセスメントの方法

ここでは慢性閉塞性肺疾患（chronic obstructive pulmonary disease：COPD）に対する栄養アセスメントの具体的な内容とポイントについてまとめる．日本呼吸器学会が示すCOPD患者の栄養の指標を表1[1)]に，推奨される評価項目を表2に示す[2)]．

表1　COPD患者の栄養指標

- **食習慣，食事（栄養）摂取量，食事摂取時の臨床症状の有無**
- **体重**
  - %標準体重（%ideal body weight：%IBW）
  - BMI（body mass index）＝体重（kg）／〔身長（m）〕^{2}
- **身体組成**
  - %上腕筋囲（%arm muscle circumference：%AMC）
  - %上腕三頭筋部皮下脂肪厚（%triceps skinfolds：%TSF）
  - 体成分分析
    - 除脂肪体重（lean body mass：LBM）
    - 脂肪量（fat mass：FM）
- **生化学的検査**
  - 内臓蛋白
    - 血清アルブミン
    - RTP（rapid turnover protein）
      血清トランスフェリン
      血清プレアルブミン
      血清レチノール結合蛋白
  - 血漿アミノ酸分析
    - 分岐鎖アミノ酸（BCAA）
    - 芳香族アミノ酸（AAA）
    - BCAA/AAA比
- **呼吸筋力**
  - 最大吸気筋力
  - 最大呼気筋力
- **骨格筋力**
  - 握力
- **エネルギー代謝**
  - 安静時エネルギー消費量（resting energy expenditure：REE）
  - 栄養素利用率
- **免疫能**
  - 総リンパ球数
  - 遅延型皮膚反応
  - リンパ球幼若化反応

（日本呼吸器学会COPDガイドライン第4版作成委員会編：COPD診断と治療のためのガイドライン．第4版．2013[1)]より）

栄養アセスメントの概要と意義

栄養アセスメントの種類

■ 主観的包括的アセスメント（SGA）

主観的包括的アセスメント（subjective global assessment：SGA）は，問診・病歴・身体症状・所見などから構成されており，患者の栄養状態を主観的に評価することができる（図1）[3)]．

表2　推奨される栄養評価項目

- **必須の評価項目**
  - 体重（%IBW，BMI）
  - 食習慣
  - 食事摂取時の臨床症状の有無
- **行うことが望ましい評価項目**
  - 食事調査（栄養摂取量の解析）
  - 簡易栄養状態評価表（MNA®-SF）
  - %上腕囲（%arm circumference：%AC）
  - %上腕三頭筋部皮下脂肪厚（%TSF）
  - %上腕筋囲（%AMC：AMC＝AC−π×TSF）
  - 体成分分析（LBM，FMなど）
  - 血清アルブミン
  - 握力
- **可能であれば行う評価項目**
  - 安静時エネルギー消費量（REE）
  - RTP測定
  - 血漿アミノ酸分析（BCAA/AAA）
  - 呼吸筋力
  - 免疫能

IBW：80≦%IBW＜90：軽度低下
　　　70≦%IBW＜80：中等度低下
　　　%IBW＜70：高度低下
BMI：低体重＜18.5，標準体重18.5〜24.9，体重過多25.0〜29.9

（日本呼吸器学会COPDガイドライン第5版作成委員会編：COPD診断と治療のためのガイドライン2018．第5版．2018[1)]より）

SGAは入院患者に対して必ず行うべきアセスメントであり，個々の患者に対して栄養療法が必要かどうかを最初に判断する重要なものである．

COPDに対するSGAで注目すべき項目は，1章でも述べたように「体重」である．特に過去6か月と現在の体重を比べて体重が減少しているかどうか，減少している場合は体重減少率を確認する．6か月間に10％以上の体重減少率がみられる場合は，注意が必要である（図2）．

COPD患者に対する栄養療法の適用基準は，「％IBW＜90％」の場合である．このとき栄養障害が示唆され，栄養療法を開始することとなる．「％IBW＜90％」でも，体重の変動がなければ健常者と同程度の筋力や運動耐容能を有する場合もあるが，進行性の体重減少（6か月間に平常時の10％以上，1か月間に平常時の5％以上の体重減少）がみられる場合は積極的な栄養療法が不可欠であり，注意が必要である[4]．

■ 簡易栄養状態評価表（MNA®）

65歳以上の高齢者の栄養状態を評価できるツールとしてMNA®（mini nutritional assessment）が作成された（図3）．予診項目（6項目，最大14ポイント）と問診項目（12項目，最大16ポイント）に分けられており，まず予診で栄養状態の良し悪しを判定してから，問診に進むというものである．評価されたポイントにより低栄養のリスクが判定できるため，早期からの介入が可能となる．

■ シニア向け食欲調査票（CNAQ）

高齢者に対する食欲の評価ツールとして，シニア向け食欲調査票（Council on Nutrition Appetite Questionnaire：CNAQ）がある（図4）．CNAQで「食欲低下あり」（28/40点以下）と判定された者は3か月間の体重減少者の割合が有意に高いという報告もある[5]．

■ 客観的栄養アセスメント（ODA）

客観的栄養アセスメント（objective data assessment：ODA）は，身体計測，血液・尿・生化学検査，免疫能，生理機能検査など，種々

A.患者の記録

1.体重の変化　過去6か月間の合計体重減少：
____kg　減少率____％
過去2週間の変化：□増加　□変化なし　□減少

2.食物摂取量の変化　□変化なし　□変化あり
変化の期間：____週，日
食べられるもの：□固形食　□完全液体食
□水分　□食べられない

3.消化器症状（2週間以上持続）　□なし　□悪心　□嘔吐　□下痢　□食欲不振
その他：

4.機能状態（活動性）　機能障害　□なし　□あり
持続期間：____週
タイプ：□日常生活可能　□歩行可能　□寝たきり

5.疾病および疾患と栄養所要量の関係　初期診断：
代謝需要（ストレス）：□なし　□軽度
□中等度　□高度

B.身体症状

（スコアで表示すること：0＝正常，1+＝軽度，2+＝中等度，3+＝高度）

皮下脂肪の減少（上腕三頭筋・胸部）____
筋肉消失（上腕四頭筋・上腕三角筋）____
踝部浮腫____
仙骨部浮腫____
腹水____

C.主観的包括的評価

栄養状態
□栄養状態良好
□中等度の栄養不良
□高度の栄養不良

図1　SGAのチェックシート

（大谷　順：NST活動のための栄養療法データブック．2008[3]より）

$$体重減少率(\%) = \frac{通常体重(kg) - 測定時体重(kg)}{通常体重(kg)} \times 100$$

期間	明らかな体重減少	重症の体重減少
1週間	1～2%	>2%
1か月	5%	>5%
3か月	7.5%	>7.5%
6か月	10%	>10%

6か月間で10％以上の体重減少に注意!!

図2　体重減少率

図3 簡易栄養状態評価表（MNA®）
(http://www.mna-elderly.com/forms/MNA_japanese.pdfより)

の検査データに基づいて患者の栄養状態を客観的に評価するものである．

• **身体計測**

身体計測は身長計測，体重計測から始まり，BMI，体脂肪，上腕周囲（AC），上腕三頭筋皮下脂肪厚（TSF），上腕筋囲（AMC），下腿周囲（calf circumference：CC）などがある．身体計測は管理栄養士が実際に計測を行うものなので，簡潔にポイントをまとめておく．

①身長：直立姿勢がとれる患者はよいが，高齢者の場合は直立が難しい場合も多い．そのようなときはメジャーを利用して仰臥位で計測したり，膝高を計測してそこから身長を予測したりする（図5）[6]．

②体重：体重は1週間ないし2週間ごとに必ず計測するようにし，体重減少率を確認する．

ここ3か月間の食生活を思い出し，A～Hの質問に対しあてはまる番号1つに○をつけてください．

A 食欲はありますか．

1. ほとんどない　　4. ある
2. あまりない　　　5. とてもある
3. 普通

B 食事のとき，どれくらい食べると満腹感を感じますか．

1. 数口で満腹　　　4. ほとんど食べて満腹
2. 1/3くらいで満腹　5. 全部食べても満腹感がない
3. 半分ほどで満腹

C お腹が空いたと感じることがありますか．

1. まったく感じない　4. よく感じる
2. ごくたまに感じる　5. いつも感じる
3. ときどき感じる

D 食べ物の味をどのように感じますか．

1. とてもまずい　　4. おいしい
2. まずい　　　　　5. とてもおいしい
3. 普通

E 50歳の頃に比べて，食べ物の味はどのように感じていますか．

1. とてもまずい　　4. おいしい
2. まずい　　　　　5. とてもおいしい
3. 変わらない

F 普段，1日に食事を何回食べますか．

1. 1回未満　　　　4. 3回
2. 1回　　　　　　5. 4回以上（間食を含む）
3. 2回

G 食事をして気分が悪くなったり，吐き気をもよおすことがありますか．

1. ほぼ毎日感じる　4. ほとんど感じない
2. よく感じる　　　5. まったく感じない
3. ときどき感じる

H 普段，どのような気分ですか．

1. とても沈んでいる　4. 元気
2. 沈んでいる　　　　5. とても元気
3. 沈んでもなく，元気でもない

図4　シニア向け食欲調査票（CNAQ）

膝高の測定

● 特徴
①起立時身長と相関が高い
②起立不可能，脊椎彎曲の高度な患者に対して用いる

● 使用器具
膝高測定用キャリパー

● 測定手技
①患者を仰臥位にし，左膝を直角に曲げさせる（可能なら三角定規を使用する）
②膝高測定用キャリパーを用いて，踵から大腿前部の膝蓋骨から5cm上までの距離を測定する

膝高による身長・体重予測法

● 身長　男性　64.02＋（膝高×2.12）－（年齢×0.07）
　　　　女性　77.88＋（膝高×1.77）－（年齢×0.10）

● 体重　男性　（1.01×膝高）＋（AC×2.03）
　　　　　　　＋（TSF×0.46）＋（年齢×0.01）－49.37
　　　　女性　（1.24×膝高）＋（AC×1.21）
　　　　　　　＋（TSF×0.33）＋（年齢×0.07）－44.43

AC：上腕周囲長（cm）
TSF：上腕三頭筋皮下脂肪厚（mm）
単位：膝高（cm），年齢（歳）

図5　膝高の計測法と寝たきり患者の身体・体重予測法

（宮澤　靖：静脈経腸栄養．2009[6]より）

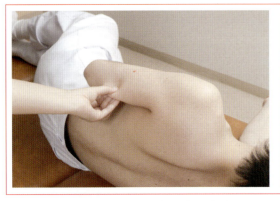
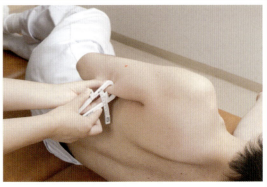

図6　上腕三頭筋皮下脂肪厚(TSF)の計測
筋肉層と皮下脂肪層を分離するようにつまみ上げ，脂肪部分を計測器で圧力線が一直線になる圧力で計測する．

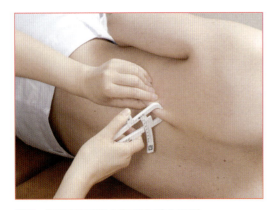

図7　肩甲骨下端皮下脂肪厚の計測

寝たきり患者の場合でも，各種指標から体重予測が可能である(図5)[6]．体重減少率については図2を参照のこと．

③BMIと体脂肪：BMIは体重(kg)/[身長(m)]^{2}で計算できる．体脂肪は体脂肪量を求める機器類によって測定できるが，以下の計算式から算出することもできる．

> 男性＝[(4.57/(1.0913−0.00116SFT*))
> 　　　−4.142]×100
> 女性＝[(4.57/(1.0897−0.00133SFT))
> 　　　−4.142]×100
> *SFT (skinfold thickness)＝TSF＋肩甲骨下端皮下脂肪厚(mm)

④%IBW：身長に対する測定体重の比率のことで，%IBW＝体重/標準体重×100(%)で計算する．正常値は90%以上であり，70%以下の場合，筋蛋白質の消耗が考えられる．

⑤皮下脂肪厚：TSF(図6)，肩甲骨下端皮下脂肪厚(図7)などの測定がある．TSFの標準値は男性が11.36mm，女性が16.07mmである．

⑥握力：握力測定器を使って計測する．また，握手をすることで大まかな握力を知ることもできる．病院や施設だけでなく，在宅でも気軽に行える手法として覚えておくと便利である．

⑦AC，AMC，上腕筋面積(arm muscle area：AMA)：AMCとAMAは上腕筋蛋白量の指標で，AC(図8)とTSFから算出する．AMAは図9に示したように，AMCはAC−3.14×TSF(cm)で算出する．AMC，AMAの標準値はそれぞれ男性が23.67cm，45.16cm^2，女性が20.25cm，33.15cm^{2}である．

- **血液・尿・生化学検査**

血液・尿・生化学検査も重要である．血清アルブミンは栄養状態の評価に最もよく使われている指標の一つだが，痩せ型のCOPD患者であっても安定期であれば，血清アルブミンによる蛋白代謝異常の検出感度は低い．一方，半減期の短いトランスサイレチン(プレアルブミ

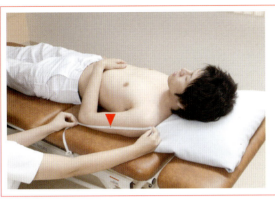
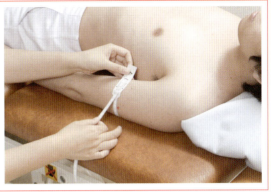

図8 上腕周囲（AC）の計測

患者に仰臥位で，計測側の肘を直角に曲げて手を腹の上に置いてもらい，肩峰と肘先の中点（写真の赤い三角印）を求める．つぎに患者に肘を伸ばしてもらい，皮膚を圧迫しないように中点の周囲を計測する．

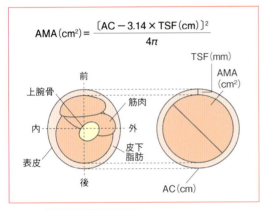

図9 上腕筋面積（AMA）

表3 主な血液・尿・生化学検査

一般的指標	血糖，血清総蛋白，アルブミン，コレステロール，コリンエステラーゼ，クレアチニン，血中尿素窒素など
急性相反応蛋白（RTP）	トランスフェリン，レチノール結合蛋白，プレアルブミンなど
免疫能	皮膚遅延型過敏反応，総リンパ球数（TLC）など
その他	血中ビタミン（B_1など），微量元素（亜鉛など），尿中尿素窒素排泄（UUN，蛋白摂取量の推定）など

（大谷 順：NST活動のための栄養療法ハンドブック．2008[3]より）

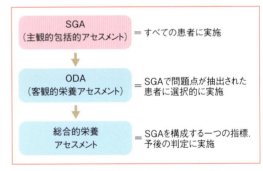

図10 栄養アセスメントの種類と構造

ン，半減期2〜4日），トランスフェリン（半減期7〜10日），レチノール結合蛋白（半減期10〜17時間）は，軽度の栄養障害でも感度の高い指標である．

また，栄養状態の悪化に伴い免疫能も低下するため，総リンパ球数は必ず確認する．栄養不良の場合，リンパ球や白血球の数に異常がみられるが，その数値によって急性増悪を予測でき，運動療法が実施できるかの判断基準にもなるため，非常に重要な指標となる（表3）．

- **総合的栄養アセスメント**

ODAのなかには，総合的栄養アセスメントとよばれる予後判定指標もある．日本でも胃がんや食道がんの患者に対する予後判定指標がいくつか考案されているが，本書では呼吸器疾患，特にCOPDに対象を絞っているため，ここでは取り上げない．

> **COLUMN**
>
> ### 患者さんを診ること（フィジカルアセスメント・イグザミネーション）の重要性
>
> 　医師や看護師に限らず，管理栄養士にとっても，問診，すなわち患者さんと相対して接することは非常に大切です．
>
> 　呼吸器疾患の患者さんの場合，肺活量が少なく，ハーハーと苦しそうな方が少なくありません．特にCOPDでは，肺胞（細気管支の先にあるぶどうの房状のもので，体に酸素を取り入れ，二酸化炭素を吐き出すガス交換を行う）が破壊されるため，息切れを起こしやすくなります．
>
> 　各種のデータが書き込んである書類を見るだけでは，患者さんのそうした症状に気づかなかったとしても，実際に患者さんの苦しそうな様子を見たら，まず見落とすことはないでしょう．
>
> 　肺活量を正式に測らなくても，「ちょっと大きく息を吸って，吐いてみてください」と声をかけてやってもらうだけでも「この患者さんは呼吸が苦しそうだな」と判断できます．ただ普通に話をしているだけでも，「もう……あの，食事は……全然……食べられません」と息が切れたような話し方をする患者さんを見たら管理栄養士は，「普通にしていてもこれだけ苦しそうなのだから，食事をするのも大変だろう」ということに気がつかなくてはなりません．
>
> 　話をするのも苦しい，腕を動かしたり首を動かしたりするだけでも苦しい，さらには座っているだけでも苦しい患者さんに対して，どういうものを出したら食べてもらえるのかを判断することが管理栄養士のプロとしての仕事です．
>
> 　SGA，ODAなどの各種の栄養評価はもちろん重要ですが，実際に患者さんと接することで得た貴重な情報を活用することも，管理栄養士の重要な仕事なのです．

栄養アセスメントの構造

　これまでに述べた栄養アセスメントの構造を図10に示した．それぞれの手法について，そのあり方を構造的に理解し，効率的な手法でアセスメントすることが重要である．

■文献
1) 日本呼吸器学会COPDガイドライン第4版作成委員会編：COPD（慢性閉塞性肺疾患）診断と治療のためのガイドライン．第4版．メディカルレビュー社；2013．p.78-81．
2) 日本呼吸器学会COPDガイドライン第5版作成委員会編：COPD（慢性閉塞性肺疾患）診断と治療のためのガイドライン2018．第5版．メディカルレビュー社；2018．p.99-100．
3) 大谷　順：SGA．東口髙志編：NST活動のための栄養療法データブック．中山書店；2008．
4) 田中弥生：身体計測．東口髙志編：NST完全ガイド．照林社；2005．
5) 渡邊　裕ほか：高齢者の食の自立を守るための口腔と栄養に関する長期介入研究．平成26年度厚生労働省老人保健健康増進等事業・長寿科学総合研究事業．
http://www.ncgg.go.jp/ncgg-kenkyu/documents/24-21.pdf
6) 宮澤　靖：各種病態におけるエネルギー，基質代謝の特徴と，至適エネルギー投与量（高齢者および長期臥床患者）．静脈経腸栄養 2009；24（5）：1065-70．

COLUMN

指輪っかテスト―筋肉量の自己評価

　筋肉量の減少が認められるサルコペニアは，そのままにしておくと，寝たきりや要介護状態になる可能性が高いです．そのため，早期に発見し，より早くからの介入が求められています．

　そこで東京大学高齢社会総合研究機構の飯島勝矢らが開発したのが「指輪っかテスト」です（図）．両手の親指と人差し指で「指輪っか」を作り，ふくらはぎの一番太い部分を囲みます．ふくらはぎが輪っかで囲めないほど太い場合はサルコペニアの可能性が低く，輪っかとふくらはぎの間にすき間ができるとサルコペニアの危険度が高くなります．筋肉量測定機器などを必要としないため，いつでもどこでも検査ができる簡単な自己判定方法です．

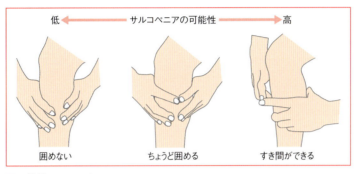

図　指輪っかテスト
ふくらはぎの最も太い部分を両手の親指と人差し指で囲む．両手で囲めなければサルコペニアの可能性は低く，囲めて両手とふくらはぎの間にすき間ができればサルコペニアの可能性が高いと判断する．

5-2 ガイドラインが推奨する栄養療法

ガイドラインが推奨する栄養療法と考え方

国際ガイドラインのGOLDが推奨する栄養療法

　COPDに対する国際的なガイドラインにGOLD（Global Initiative for Chronic Obstructive Lung Disease）がある．これは米国国立心肺血液研究所（US National Heart, Lung and Blood Institute：NHLBI）とWHOが共同作成したガイドラインで，2001年に最初のバージョンが発表された．その後，何回かの改訂が行われ，2006年には日本版も出版された[1]．

　ここではGOLDに記載されている事項のなかから，特に栄養療法に関する事項をピックアップして紹介する．

　GOLDでは，COPDの管理目標として①疾患の進行の予防，②症状の緩和，③運動耐容能の改善，④健康状態の改善，⑤合併症の予防・治療，⑥急性増悪の予防・治療，⑦死亡率の低下が提示されており，内科治療と包括的呼吸リハビリテーションを組み合わせた治療が第一とされている[1]．

　GOLDにおいて，栄養療法は運動療法とともに包括的呼吸リハビリテーションの一つとしてあげられている．運動療法は「すべてのCOPD患者に有益であり，運動耐容能と，呼吸困難や疲労などの症状が改善される（エビデンスA）」[1]．

　栄養に関しても「COPDにおいて，栄養状態は症状，障害，予後の重要な決定因子であり，BMIの低下はCOPD患者の死亡率に対する独立した危険因子である（エビデンスA）」として高いエビデンスを認めている．さらにGOLD2017では，「緩和ケア，終末期およびホスピスケアについて，低栄養の患者に対する栄養補給は呼吸筋力と健康状態を改善させる（エビデンスB）」「自己管理教育，呼吸リハビリテーション，栄養療法そして心身への介入は，疲労を改善する（エビデンスB）」など，COPD患者を安定的に管理するうえで，栄養療法は運動療法や薬物療法とともに重要な介入手段であるとされている．食事中に息切れするCOPD患者に対しては，食事の回数を増やして少量ずつ摂取するようアドバイスすることや，歯の状態が悪ければ治療し，併存症の適切な管理を行うことが必要であることが示されている[2]．

日本呼吸器学会が推奨する栄養療法

　日本においては，1999（平成11）年に日本呼吸器学会から「COPD（慢性閉塞性肺疾患）診断と治療のためのガイドライン」が出され，2004（平成16）年，2009（平成21）年，2013（平成25），2018（平成30）年にその改訂が行われ，栄養に関する項目も作成されている．

　日本のガイドラインでは，COPDの管理目標として，以下の4つが示されている[3]．

① 症状およびQOL（quality of life：生活の質）の改善

② 運動耐容能と身体活動性の向上および維持

③ 増悪の予防

④ 全身併存症および肺合併症の予防・診断・治療

栄養療法は，呼吸リハビリテーションとともに非薬物療法のなかにあげられている．包括的呼吸リハビリテーションでは多職種の医療チームによる「多元的医療サービス」を提供することが目標とされ，医師，看護師，理学療法士，作業療法士らと並んで，栄養士，薬剤師なども含まれている．

 運動療法は呼吸リハビリテーションの構成要素として中核をなすが，セルフマネジメント教育や栄養療法なども中核の一つといわれている[3]．すなわち，患者の安静時エネルギー消費量の測定に基づく十分な栄養補給を行い，栄養療法を取り入れながら運動療法を行うことにより，筋肉の増加を伴う体重増加が認められ，運動耐容能がさらに改善すると考えられる．また，低強度運動療法と栄養補給療法の併用による栄養状態の改善と全身性炎症の抑制効果に関する報告[4]や，最近のメタアナリシスでは栄養補給療法による体重，除脂肪量，6分間歩行距離などの改善が報告[5]されており，エビデンスも集積されつつある．

 進行する体重減少のある患者に対する運動療法と栄養療法の組み合わせの例を表1に示す[6]．

表1　COPD患者に対する栄養療法と運動療法の考え方

体重 （BMI；kg/m^2）	進行する 体重減少	治療戦略
BMI<19	有	強化栄養療法（経口・経腸） ★補助栄養食品の利用を考慮 運動療法（低負荷）
	無	栄養指導（体重維持を目標） 運動療法（高負荷も可能）
19≦BMI<22	有	栄養指導（体重増加を目標） 運動療法（低負荷）
	無	栄養指導（体重維持を目標） 運動療法（高負荷も可能）
22≦BMI	有	栄養指導（標準体重を目標） 運動療法
	無	運動療法

体重減少有：6か月に体重の10％，1か月に体重の5％．
注：介入を行うBMIの上限値，下限値に関しては，国内外でコンセンサスが得られておらず，報告間で値が異なる．
(日本呼吸ケア・リハビリテーション学会呼吸リハビリテーション委員会ほか編：呼吸リハビリテーションマニュアル―患者教育の考え方と実践．2007[6] より)

■文献

1) 福地義之助ほか監：慢性閉塞性肺疾患の診断，管理，予防のグローバルストラテジー　GOLD Report 2006 日本語版．メディカルレビュー社；2007．
2) 植木　純：GOLDガイドラインの概説．臨床栄養 2009；114（3）：248-53．
3) 日本呼吸器学会COPDガイドライン第5版作成委員会編：COPD（慢性閉塞性肺疾患）診断と治療のためのガイドライン2018．第5版．メディカルレビュー社；2018．
4) Sugawara K, Takahashi H, Kasai C, et al.：Effects of nutritional supplementation combined with low-intensity exercise in malnourished patients with COPD．Respir Med 2010；104：1883-9．
5) Ferreira IM, Brooks D, White J, et al.：Nutritional supplementation for stable chronic obstructive pulmonary disease．Cochrane Database Syst Rev 2012；12：CD000998．
6) 日本呼吸ケア・リハビリテーション学会呼吸リハビリテーション委員会ほか編：呼吸リハビリテーションマニュアル―患者教育の考え方と実践．照林社；2007．p.109-10．

5-3 入院患者に対する栄養療法の方法とポイント

COPD患者に対する具体的な栄養療法について説明する．入院患者と在宅患者では視点がまったく異なるため，別々に解説する．

栄養投与経路の選択

各種の栄養アセスメントを行ったのち，次に必要なのは，栄養投与経路の選択である．

栄養投与の経路には，経口栄養，経腸栄養，末梢静脈栄養，中心静脈栄養など，患者の状態に応じてさまざまな方法が考えられる（図1）[1]．

経口摂取が可能かどうか：摂食嚥下評価

経口摂取が可能かどうかを見極めることは大きなポイントである．経口摂取が可能かどうかを判断するには摂食嚥下機能の評価が必要になる．日本摂食嚥下リハビリテーション学会（医療検討委員会）が作成した「摂食嚥下障害の評価（2015）」を図2に紹介する．各項目の詳細は，学会ホームページを参照されたい[2]．

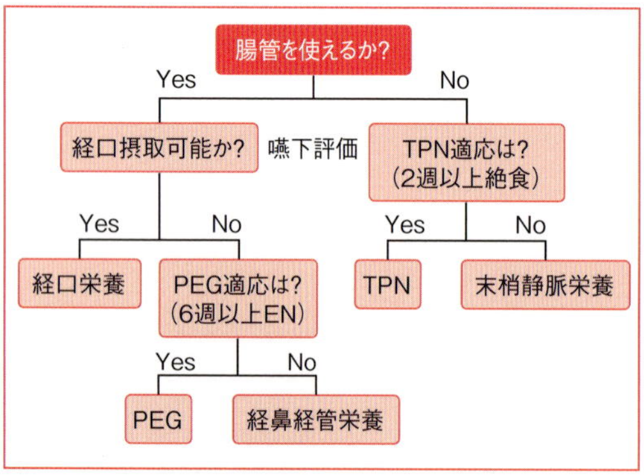

COPD患者の嚥下を考える際に忘れてならないのは，痰の問題である．COPD患者の場合，長期間にわたる気管支の炎症によって気管支の粘膜が厚くなって空気の通り道が狭くなり，痰を伴う咳が出やすくなる．たくさんの痰がつまっているとスムーズに嚥下しづらくなるため，評価を行う際には痰の様子にも目を向ける必要がある．もし，痰がつまっていて嚥下しづらいのであれば，痰を吐き出してから食事を飲み込むようにしてもらう．また，理学療法士や看護師と連携し，排痰の方法について検討・依頼する．

なお，COPD患者に対する栄養介入が功を奏し，食事量が増えてくると，痰も増える場合がある．そういうときは一度にたくさん食べないよう分食にしたり，いったん食事量を少なくして栄養剤で補ったりするなどの工夫も必要である．

経口摂取が難しい場合：経腸栄養

摂食嚥下評価を行った結果，経口摂取が難しいことがわかった患者や，急性増悪により経口摂取が難しい患者には経腸栄養を行う．

経口摂取が可能であるなら，できるだけ口から食べてもらうことが望ましいが，COPDの場合，前述のように食事動作に伴う呼吸困難感などから経口摂取が難しい患者も少なくない．

急性増悪期の初期においては，経腸栄養にして鼻からチューブを入れて少しずつ量を増やしていくケースもある．その際には，誤嚥性肺炎

図1　栄養投与経路の決定

TPN：total parenteral nutrition（中心〈完全〉静脈栄養）
EN　：enteral nutrition（経腸栄養）
PEG：percutaneous endoscopic gastrostomy（経皮内視鏡的胃瘻）
（磯﨑泰介：さぁ，はじめよう！NST―事例でわかる栄養療法の進め方．2007[1]より）

入院患者に対する栄養療法の方法とポイント ❸

摂食嚥下障害評価表

年　月　日　　　NO
名前
ID.　　　　　　　　　　年齢　　歳　　　　　　　　　　　　　　　　　　　男・女　身長　　　cm　体重　　　kg
血圧　　/　　脈拍　　回/分　SpO₂　　%　（ルームエア　・　O₂投与　　ℓ）

主訴ないし症状	
原因疾患/基礎疾患	関連する既往歴

栄養方法	経口摂取：常食　・　粥　・　きざみ　・　その他（　　　　　　　）　絶食
	水　分：トロミなし　・　ゼリー　トロミ付き（薄い・中間・濃い）　・　禁
摂食状況のレベル	経口なし　（Lv1：口腔ケアのみ, Lv2：食物なしの嚥下訓練, Lv3：少量の食物で嚥下訓練）
	経口と代替栄養　（Lv4：1食未満の嚥下経口, Lv5：1, 2食の経口, Lv6：3食嚥下食＋不足補助）
	経口のみ　（Lv7：3食嚥下食経口, 代替無し, Lv8：特別食べ難い食物以外3食経口, Lv9：医学的配慮の元3食普通食経口, Lv10：食物制限なし正常）
座位・歩行	座位：十分　・　不十分　　　　歩行：独歩　・　杖等使用　・　不可
補助（代替）栄養	なし・経鼻経管（　　）・胃瘻・点滴（　　　　）・その他

1. 認知

		5. 発声・構音（気切：なし・あり［カフ　なし・あり］）	
意識	清明　・　不清明　・　傾眠	発声	有声　・　無声　・　なし
意思表示	良　・　不確実　・　不良	湿性嗄声	なし　・　軽度　・　重度
従命	良　・　不確実　・　不良	構音障害	なし　・　軽度　・　重度
食への意欲	あり　・　なし　・　不明	開鼻声	なし　・　軽度　・　重度
その他：失行・空間無視・前頭葉症状		その他：	
コメント：		コメント：	

2. 食事

		6. 呼吸機能	
食事に要する時間	（　　　　）分	安静時呼吸数	回/分
摂取姿勢	椅子・車椅子・端坐位・bed up(　　)°	随意的な咳またはハフィング	十分　・　不十分　・　不可
摂取方法	自立・見守り・部分介助・全介助	咳の有無	なし　時々　頻回　乾性　湿性
飲食中のムセ	なし　・　時々　・　頻回	痰　なし　・　少量　・　多量　（性状：　　　）	
口腔内食物残留	なし　・　少量　・　多量	その他	
流涎	なし　・　少量　・　多量		
その他：			
コメント：		コメント：	

3. 頸部

		7. スクリーニングテスト	
頸部可動域　屈曲（自動・他動）	制限なし　・　少し動く　・　不動	反復唾液嚥下テスト	回/30秒・指示理解不良にて実施困難
頸部可動域　回旋（自動・他動）	制限なし　・　少し動く　・　不動	喉頭挙上	十分　・　不十分　・　なし
その他：		改訂水飲みテストトロミ水使用（有・無）	1. 2. 3. 4. 5
		フードテスト　食品：	
		頸部聴診　呼吸音	正常　　異常
		嚥下音	正常　　異常
		その他：	
コメント：		コメント：	

4. 口腔・口腔機能

		8. 脱水・低栄養	
		皮膚の乾燥	なし　・　あり
義歯（不要・要）	適合　・　不良　・　なし	るいそう	なし　・　軽度　・　重度
義歯の衛生, 使用法, 保管法	適切　・　不適切	BMI	
衛生状態（口腔）	良好　・　不十分　・　不良	体重減少率	
口腔乾燥	なし　・　あり	上腕周囲長	
口腔感覚異常	なし　・　あり	上腕三頭筋皮下脂肪厚	
開口量	3横指　・　2横指　・　1横指以下	その他	
口角下垂	なし　・　あり（右・左）	コメント：	
軟口蓋運動（短い/ア/連続発声時）	十分　・　不十分　・　なし		
口腔内食物処理	十分・不十分・すりつぶし・押しつぶし・不能	9. 総合評価：	
舌運動　挺舌	十分・下唇を越えない・不能		
偏位	なし　・　あり（右・左）		
その他：			
		備考：	
		10. 検査	
		VE	済（　/　）・予定（　　,未定）
		VF	済（　/　）・予定（　　未定）
		その他	
コメント：		コメント：	
		評価者氏名/職種	

図2　摂食嚥下機能評価表（日本摂食嚥下リハビリテーション学会）
（http：//www.jsdr.or.jp/wp-content/uploads/file/doc/assessment2015-A4entire.pdf[2]）より）

を起こさないよう，十分に気をつける．

栄養管理計画策定のポイント

　各種の栄養アセスメントを終え，患者の状態をさまざまな角度から把握したら，栄養管理計画を作成する．栄養管理計画は必ず記載すべき項目こそ共通のシートを用いるが，そこに書き込まれる内容，そして計画そのものは個々の患者に対応したオーダーメイドの計画書でなければならない．100人の患者がいれば，100種類の異なった栄養管理計画書が存在する．

　以下に，オーダーメイドの栄養管理計画を実現するためのポイントをまとめる．

食事調査

　個別の栄養食事指導を行ううえで重要となるのは，個々の患者の食事に対する嗜好を知ることである．COPD患者として入院する人の多くは高齢者であり，長年続けてきた食生活に対するこだわりが強いケースも少なくない．また，栄養に関する知識がほとんどないこともある．

　また，長年の食生活を無理に変えさせようとすると，患者の反発を招き効果的な栄養介入が妨げられるおそれもある．可能な限り患者の嗜好を尊重しながら，「北風と太陽」の精神で，変えられるところから少しずつ変えていくという柔軟な姿勢をもつことが大切である．

　そのためにも，患者の嗜好を確認することは重要である．最低3日間の食事調査を行い，個々の患者の食習慣の問題点を把握しておきたい．

必要エネルギー量の求め方

　個々の患者にとって必要な摂取エネルギー量を求め，その数値に基づいて計画を立てる．1章でも述べたように，COPD患者の場合，安静時エネルギー消費量（REE）が同世代の健常者に比べて1.2～1.4倍に増えており，さらに身体活動レベルに合わせた摂取エネルギー量を想定しなければならない．

　体重を増加させるには，実測REEの1.5倍以上のエネルギー摂取が必要である[3]．

　基礎エネルギー消費量（basal energy expenditure：BEE）から必要エネルギー量を推定する方法を図3に紹介する[4]．BEEは，一般的にHarris-Benedictの式（HB式）から推定する．

　体重減少のあるCOPD患者は一般的に活動因子1.3，ストレス因子1.1～1.3で計算するので，

●必要エネルギー量（kcal/日）＝BEE（基礎エネルギー消費量）×活動因子×ストレス因子

●BEE（kcal/日）
ハリス ベネディクト
Harris-Benedictの式
　男性：66.47＋13.75×W＋5.00×H－6.78×A
　女性：655.10＋9.56×W＋1.85×H－4.68×A
　W：体重（kg），H：身長（cm），A：年齢

●活動因子
　歩行　　　　　　1.2
　労働作業　　1.3～1.8

●ストレス因子
　術後（合併症なし）　　　1.0
　長管骨骨折　　　　1.15～1.30
　がん　　　　　　　1.10～1.30
　腹膜炎／敗血症　　1.10～1.30
　重症感染症／多発外傷　1.20～1.40
　多臓器不全　　　　1.20～1.40
　熱傷　　　　　　　1.20～2.00

図3　必要エネルギー量の求め方

注：Harris-Benedictの式はきわめて重症な状態にある患者に用いることは推奨されていない．
　　活動因子，ストレス因子の値は文献により異なるものがある．
　　発熱時のストレス因子は，1℃上昇で0.2ずつ増加，または1.13倍とするなどの方法が示されている．
（日本呼吸ケア・リハビリテーション学会呼吸リハビリテーション委員会ほか編：呼吸リハビリテーションマニュアル—患者教育の考え方と実践．2007[4]より）

以下のようになる[4]．

> COPD患者の必要エネルギー量（kcal/日）
> ＝BEE×1.3×1.1〜1.3

必要栄養素：脂質とタンパク質

COPD患者に対する栄養療法の基本的な考え方は，「脂質とタンパク質を増やせ」である．

摂取エネルギー量を増やすというと，糖質の摂取量を増やすことを考えがちだが，糖質を主体とする栄養療法は，二酸化炭素産生を増やして換気需要を高めるため，動脈血液中に二酸化炭素を蓄積させやすく，Ⅱ型呼吸不全を起こしやすい．このため，肺結核後遺症やCOPD患者にとっては望ましくない．

COPD患者に対しては，脂質の割合を高くした栄養素配分が基本的な考え方であり，以下を目標値とする．

> 脂質：35〜55％，エネルギー投与量の40％以上

一方，筋肉をつくる，すなわち筋蛋白量を保持するには十分なタンパク源の供給が欠かせない．COPD患者では，1〜2g/kg/日程度のタンパク合成促進作用や異化抑制作用がみられるため，呼吸筋での分岐鎖アミノ酸（branched chain amino acids：BCAA）の利用が高まっている呼吸不全状態では，BCAA強化アミノ酸製剤が推奨される[5]．タンパク質の摂取量は，以下を目標とする．

> タンパク質：15〜20％，エネルギー投与量の17％

必要栄養素：微量栄養素

リン（P），カリウム（K），カルシウム（Ca），マグネシウム（Ma）は，呼吸筋の機能維持に必要であり，特にリンの十分な摂取が重要である[6]．COPDでは骨粗鬆症の合併頻度が高いため，カルシウムの摂取量も重要である[7]．

入院患者に対する栄養療法のポイント

具体的な栄養療法を行うにあたって，より効果を高めるためのいくつかの視点を紹介したい．

患者に対して栄養療法を行う際は，管理栄養士による介入が望ましい．同時に，NST（nutrition support team；栄養サポートチーム）を結成し，医師，看護師，理学療法士などのコメディカルスタッフに管理栄養士を加えた多職種によるチーム医療が展開することが望ましい．

以下，管理栄養士が行う栄養療法のポイントを概説する．

食品構成を考えるうえでのポイント

REEが1,500kcalで体重50kgの患者に対して，必要エネルギー量はどれくらいになるか．総摂取エネルギー量の目標は，REEの1.5倍である．したがって，必要エネルギー量は2,250kcalとなる．また，必要タンパク質量は体重（g）×1.5/1,000で求められるため，75gと計算できる．

エネルギー量 2,250kcal，タンパク質量 75gを満たす一般的な食品を具体的にあげると図4のようになる．

必要エネルギー量を満たしていたほうが，より速やかな栄養状態の改善，安定が見込まれるとすれば，管理栄養士はできるだけこの数値を満たすよう努力しなければならない．しかし，ただでさえ食欲がなく，食べたがらないCOPD患者に，毎食茶碗1杯のご飯と野菜を添えた魚や肉のおかずを食べてもらうことはできるだろうか．

そこで必要なのが，高エネルギー，高タンパク質かつBCAA含有量の多い食品を積極的に選んで使うテクニックである（表1）．COPD患者の場合，分食も効果的であるが，仮に3回食べ

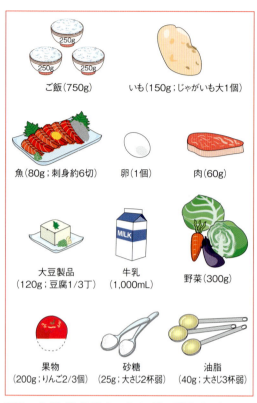

図4 食品構成例（エネルギー量2,250kcal，タンパク質量75g）

るとしても，毎回均等にエネルギーを摂取する必要はない．1日の合計量が必要エネルギー量を満たせばよいのである．

COPD患者は慢性呼吸不全により常に疲労した状態にある．さらに疲労を増す食事という作業をするには，それに最も取り組みやすい状態にあるタイミングを選択的に狙って高エネルギー，高タンパク質の食事を摂取するのがよい．したがって，朝は食欲がなく，あまり食べたがらない患者なら，昼のメニューに高エネルギーの食品を盛り込むなど，臨機応変な対応が望まれる．

同様に，「疲労が少なくてすむ」食品の利用も活用されるべきである．パン食であればピーナツバターを塗るなど，野菜は炒めたものを出すといった工夫でも，効果は十分得られる（メニューの具体例は巻末の**付録2**を参照されたい）．

表1 食品中の分岐鎖アミノ酸（BCAA）含有量

食品名	重量（可食部）	バリン	ロイシン	イソロイシン	合計 (mg)
マグロ（赤身生）	刺身約8切れ（100g）	1,400	2,100	1,300	4,800
サンマ（生）	中1匹（100g）	1,100	1,600	950	3,650
アジ	中1匹（100g）	1,100	960	1,700	3,760
牛肉（サーロイン）	100g	650	1,100	610	2,360
鶏肉（胸肉）	100g	1,200	1,900	1,200	4,300
鶏肉（もも肉）	100g	910	1,500	880	3,290
卵	1個	830	1,100	680	2,610
納豆	1パック（50g）	415	550	340	1,305
木綿豆腐	1/4丁（100g）	330	560	320	1,210
凍り豆腐	1枚（16g）	448	720	432	1,600
牛乳	コップ1杯（200mL）	400	620	340	1,360
チーズ	小1個（20g）	320	460	240	1,020

BCAAは良質なタンパク質のなかでも，マグロ，サンマ，アジ，牛肉，鶏肉，納豆，凍り豆腐，牛乳，チーズに多く含まれる．
（日本食品標準成分表より）

体重の変化と食事の仕方の関係性を知る

COPDの患者において，効率よく体重増加を達成したい場合，まずは毎日体重を測定することが重要である．早朝，空腹時に体重を測定し，それと同時に，毎日の食事によって必要エネルギー量を摂取できているかの評価を行う．

次に，体重が減少したときの食事と体重が増加したときの食事の違いを確認する．体重が減っているときの食べ方はどうだったか，残した量はどれくらいだったか，何を残したか，体重が増加したときの食べ方はどうだったか，完食できていたかどうか，といった簡単な評価を通じて，何を中心に摂取していけば体重を増加させることになるかを把握できる．

基本的なことだが，食事という動作はきわめて主体的なものである．健常者でも空腹を感じていないときの食事は苦痛を感じるもので，「食べたいときに食べている」から，必要量のエネルギー摂取ができるのである．COPD患者では，この「食べたいとき」が常にない状態にあると考えればよい．つまり，栄養療法や食事指導を行う管理栄養士には，苦痛を軽減して，できれば少しでも楽しく食事ができるための工夫を探る努力が求められ，その意味で「患者の食べ方」へ注目することはヒントを得るための方策の一つである．

栄養補助食品（剤）の利用

食欲のないCOPD患者に食べてもらうのは無理だ……と頭を抱える読者もいるかもしれない．そういう場合に，栄養補助食品を上手に使う．

病気の治療，健康問題の解決，経口摂取する食事の効果など，複数の課題をトータルで考え，最もバランスよく全体としての利益を得ることのできる方法を考えなくてはならない．食事の経口摂取にこだわるあまり，必要栄養量が不足し，治療に悪影響を与え，健康問題をより根深くするなどといったことは，医学的栄養管理のプロとして，管理栄養士が選択すべき手段ではない．

ビタミンやミネラルといった各種栄養素を必要量摂取するには，相当な量の野菜を食べなければならない．患者のなかには野菜を食べる習慣が定着していない人も多い．そうした患者に無理強いすると逆効果になる．このような場合，栄養補助食品（剤）を効果的に使うことが問題解決の早道である．

高エネルギー，高タンパク質という条件を満たす栄養補助食品も開発されている．COPD患者向けに開発された栄養補助食品には，炭水化物主体，脂質主体に補充する2タイプがあり，そのまま飲用できる液状の濃厚流動食タイプや半消化態流動食，水や湯で溶いて飲む粉末タイプ，固形状，ゼリー状などいくつかのタイプがある．味や食感を含めて，患者の好みを確認しながら，適したものを選ぶとよい．

現在，病院でよく使われる半消化態流動食には，BCAA強化栄養食品やn-3系脂肪酸強化栄養食品など，COPD患者への有効性が報告されているものもあり，それぞれ特色がみられる．詳細は巻末の**付録1**を参照されたい．

なお，濃厚流動食タイプのものは，継続して摂取し続けることが大切である．どうしても味に飽きがきてしまう場合は，アイスクリームやババロアのようなものに加工したり，コーヒー風味や抹茶風味などの味付けを工夫したりする努力も必要である．

経腸栄養の概要とポイント

栄養投与経路を決定するプロセスにおいて，経口摂取が難しいと判断された患者には，経腸栄養が実施される．

先にあげた栄養補助食品のなかには，経腸栄

養食品(剤)としても使用されるものが少なくない．COPD 患者に適した経腸栄養食品(剤)については，巻末の**付録1**にまとめたので参照されたい．

経腸栄養食品(剤)には，①自然流動食(天然濃厚流動食)，②半消化態栄養食品(剤)，③消化態栄養食品(剤)，④成分栄養剤の4種類があり，COPD 患者に使われるものは半消化態栄養食品(剤)が多い(**表2**)[7]．

合併症に対する注意

COPD 患者に対しては「高エネルギー，高タンパク質」の栄養療法を行い，体重増加を目指すことは原則である．しかし，なかには糖尿病や脂質異常症などを合併している患者もいる．

他の慢性疾患などを合併し，体重が増加して肥満状態となっている患者の場合，肥満により呼吸困難が増強し，体調不良になる場合もある．体重増加のある COPD 患者には，通常の COPD 患者とは異なり，減量を指導しなければならない．体重測定を毎日行い，体重が目標どおりに減少していない場合は，COPD 症状の変化を観察しながら，注意して栄養療法を進めていく．その際には，NSTによる連携がより必要となることはいうまでもない．

呼吸困難感を弱めるための吸入気管支拡張薬の使用

先にも述べたように，COPD 患者の場合，食事中に息切れが生じ，食事を摂りづらいケースが少なくない．そうした場合には，薬物治療が不十分である可能性も検討し，医師，薬剤師に相談しながら，吸入気管支拡張薬(長時間作用性抗コリン薬，長時間作用性 β_2 刺激薬)の吸入手技も含めた見直しを行うとよい(**表3**)[8]．

食事中の患者の様子については，可能な限り管理栄養士が直接観察するように心がけるとよいが，看護師からも積極的に情報収集を行い，協力して進める．

表2 天然濃厚流動食と半消化態栄養食品(剤)の特徴

	天然濃厚流動食	半消化態栄養食品(剤)
糖質	粉飴，蜂蜜など	デキストリンなど
タンパク	牛乳，卵など食品材料に含まれるタンパク質	カゼインなどの分離抽出タンパク質，大豆タンパク質
脂肪	多い	多い
食物繊維	(+)	(−)または(+)
消化	要	要
吸収	要	要
残渣	多量	＊
適応	消化吸収が正常な場合のみ使用可能	適応に制限あり
味	よい	よいものが多い
投与経路	胃瘻・腸瘻・経口	経鼻経管・胃瘻・腸瘻・経口
投与方法	分割注入	持続・分割注入
栄養チューブサイズ	内径3〜4mm以上(8Fr以上)	内径2〜3mm(8Fr)
維持投与量	2,000kcal以下	2,000kcal以下
製剤	液状製剤のみ	粉末製剤，液状製剤 粉末製剤では調整時の濃度変更可能
合併症の有無	腹部症状，代謝上の合併症，嘔吐や逆流による誤嚥を起こすことがある	
区分	食品	食品/医薬品

＊製品による．
(日本静脈経腸栄養学会：コメディカルのための静脈経腸栄養ハンドブック．2008[7]より)

入院患者に対する栄養食事指導のポイント

次に，入院患者に対する栄養食事指導のポイントとして，主に食べ方の工夫についてまとめる．

食べ方の工夫①：分食

COPD 患者の場合，食事中の息切れや満腹感など，食事に積極的になれないさまざまな要因

表3　COPD管理に使用する薬剤（剤型）

薬品名	吸入（μg）（1回量）	ネブライザー液 (mg/mL)	経口	注射 (mg)	貼付 (mg)	作用持続時間（時間）
1.気管支拡張薬						
抗コリン薬						
●短時間作用性（SAMA）						
臭化イプラトロピウム	20 (MDI)					6〜8
臭化オキシトロピウム[*1]	100 (MDI)					7〜9
●長時間作用性（LAMA）						
チオトロピウム	18 (DPI)；5 (SMI)					24以上
グリコピロニウム	50 (DPI)					24以上
アクリジニウム	400 (DPI)					12以上
ウメクリジニウム	62.5 (DPI)					24以上
β₂刺激薬						
●短時間作用性（SABA）						
サルブタモール	100 (MDI)	5	2mg			4〜6
テルブタリン			2mg			4〜6
ヘキソプレナリン[*1]				0.2		
プロカテロール	5〜10 (MDI), 10 (DPI)	0.1	25〜50μg			8〜10
ツロブテロール			1mg			8〜12
フェノテロール	100 (MDI)		2.5mg			8
クレンブテロール			10μg			10〜12
マブテロール[*1]						
●長時間作用性（LABA）						
サルメテロール	25〜50 (DPI)					12以上
ホルモテロール	9 (DPI)					12以上
インダカテロール	150 (DPI)					24以上
ツロブテロール（貼付）					0.5〜2	24
メチルキサンチン						
アミノフィリン				250		変動，最長24
テオフィリン（徐放薬）			50〜400mg			変動，最長24
2.ステロイド（グルココルチコイド）						
局所投与（吸入）[*2]						
ベクロメサゾン	50〜100 (MDI)					
フルチカゾン（プロピオン酸エステル）	50〜200 (DPI)；50〜100 (MDI)					
ブデソニゾ	100〜200 (DPI)					
シクレソニド	50〜200 (MDI)					
モメタゾン	100 (DPI)					
フルチカゾン（フランカルボン酸エステル）	100, 200 (DPI)					
全身投与（経口，注射）[*3]						
プレドニゾロン			5mg			
メチルプレドニゾロン			2〜4mg	40〜125		
3.長時間作用性β₂刺激薬/吸入ステロイド薬配合薬（LABA/ICS）						
サルメテロール/フルチカゾン（プロピオン酸エステル）	50/250 (DPI)；25/125 (MDI)					
ホルモテロール/ブデソニド	4.5/160 (DPI)[*4]					
ビランテロール/フルチカゾン（フランカルボン酸エステル）	40/100 (DPI)					
4.長時間作用性抗コリン薬/長時間作用性β₂刺激薬（LAMA/LABA）						
グリコピロニウム/インダカテロール	50/110 (DPI)					
ウメクリジニウム/ビランテロール	62.5/25 (DPI)					
チオトロピウム/オロダテロール	5/5 (SMI)[*4]					
5.喀痰調整薬						
ブロムヘキシン		2	4mg	4		
カルボシステイン			250〜500mg			
フドステイン			200mg			
アンブロキソール			15mg			
アセチルシステイン		200				

MDI：定量噴霧式吸入器．DPI：ドライパウダー吸入器．SMI：ソフトミスト定量吸入器．
[*1]：現在製造中止．[*2]：ICSに関してはCOPD適応外であるが参考のため現行の剤型を記載．[*3]：増悪時の使用が原則．[*4]：1吸入はチオトロピウム2.5μg（/オロダテロール2.5μg）．1回2吸入する．

（日本呼吸器学会COPDガイドライン第5版作成委員会編：COPD（慢性閉塞性肺疾患）診断と治療のためのガイドライン2018．第5版．2018[8]）より）

を抱えている（表4）[4]．この要因に一つずつ向き合い，できるだけ食事を摂りやすいコンディションを整えてあげることは，栄養療法の効果を高めることにもつながり，管理栄養士の重要な役目である．

　肺が過膨張であり，横隔膜が平坦化している患者は，腹部膨満を訴えることがある．そのような場合は，食事の回数を増やし，6回くらいの分食にするとよい．その場合，1回の食事量は少なくてもよいので，できるだけ高エネルギー，高タンパク質の食品を選びたい．

　なお，高エネルギーでも，消化管でガスを発生しやすい食品（炭酸飲料など）は，腹部膨満感を増大させるので避けたほうがよい．

食べ方の工夫②：時間帯

　食べる回数を増やすと同時に，食べる時間帯についても考えてみたい．一般にダイエット中の人によくいわれるアドバイスとして，「夜，寝る2～3時間前には何も食べないようにする」ということがある．

　逆にいえば，就寝前に物を食べると，エネルギー摂取されやすい．したがって，少量で体重を増やしたいCOPD患者は，夜にたくさん食べたほうがよいということになる．

　ただし，夜に重い食事を摂ると消化不良を起こしやすいという欠点もあるため，個々の患者の状況に応じた対応が必要だが，このように食べる時間帯を工夫することも体重の増加につながる．

食べ方の工夫③：姿勢と呼吸のタイミング

　COPD患者の場合，息切れがひどいなど，かなり食べづらい状況で食事を摂ることが多い．健常者にとっては無意識にできるような行動（ご飯をお箸でつかんで口に運ぶなど）も，意識しないとできないことも少なくない．

　そこで改めて注意したいのが，姿勢の問題である．食事中は誤嚥を防ぐために少し前屈みになったほうがよい．嚥下障害のある患者と同様，姿勢を正して食べようとすると，食べ物が食道ではなく，気管に入ってしまう危険性がある．

　加えて大切な点は，息を吐くときと吸うときのタイミングを上手につかむことである．肩で息をしているような息切れの強い患者の場合，タイミングを間違えると口に入れたものが口から出てきてしまったり，気管に誤嚥したりする．看護師とも協力しながら，可能ならば患者に付き添って指導することが望ましい．

食べ方の工夫④：三角食べ

　COPD患者に限らず，好きなものばかり食べて，嫌いなものは残してしまう人もいる．そう

表4　COPD患者が食事摂取に対して積極的になれないさまざまな要因と対処法

食欲不振	エネルギーの高い食事から食べる 可能なかぎり好きな食物を取り入れる 食事回数を増やす 呼吸器疾患と栄養の意義を理解させる 食べられる量を一皿に盛り分ける 栄養補助食品の利用
すぐに満腹	エネルギーの高い食事から食べる 食事中の水分摂取を控える，炭酸飲料は避ける 冷たい食事のほうが満腹感が少ない
息切れ	食事前の十分な休息をとり，ゆっくりと食べる 気管支拡張薬の使用，食前の排痰 咀嚼中の口すぼめ呼吸，食事中の姿勢，軽い食器の利用 食事中の酸素吸入量の検討
疲労感	食事前の十分な休息 食事の準備に手間をかけない 食事中の動作の単純化 疲労感の少ない時間帯にできるだけ食べる
満腹感	息切れを緩和して，空気の嚥下を避ける 少量ずつ回数を増やす 急いで食べない ガスを産生する食物，食材を避ける
便秘	適度な運動と繊維質の多い食事
歯周病	適切な歯科の治療，口腔ケア

（日本呼吸ケア・リハビリテーション学会呼吸リハビリテーション委員会ほか編：呼吸リハビリテーションマニュアル—患者教育の考え方と実践．2007[4] より）

いう患者には，「三角食べ」を試みてもらうのも一つの方法である．

「三角食べ」は食品を，①脂質，炭水化物，②タンパク質，③ビタミン，ミネラル類の3つに分けて三角形をつくり，それぞれの頂点に食品が当てはまるよう献立を考え，食べることである．例えば，朝食のメニューがご飯，目玉焼き，野菜のおひたしだった場合，①の炭水化物にはご飯が，②のタンパク質には目玉焼きが，③のビタミン，ミネラル類には野菜のおひたしがあてはまる．

さらに，「三角食べ」には食べる順番を考えて食べるという意味もある．①，②，③を偏らずに順番に食べることで，消化酵素の分泌がまんべんなく行われ，さらに好物だけを食べて苦手な食べ物は残してしまうという事態を防げる．

食べ方の工夫⑤：まずは食べたいものから食べてもらう

COPD患者の栄養療法のポイントは，高エネルギー，高タンパク質と繰り返し述べている．高エネルギー，高タンパク質の食品といえば，ピーナツなどのナッツ類，生クリーム，マヨネーズなどの乳製品は，すぐに思い浮かべることができるだろう．

しかし，いくら条件に合う食品があっても，それが患者の好みに合っていなければ，食欲増

COLUMN

家族に対しても直接の栄養食事指導が大切

在宅のCOPD患者の場合，家で何を食べるかは，ある意味，管理栄養士の予測の範囲外です．「これを食べるといいですよ」ということはいえても，実際に家で何を食べるかは，患者本人や家族の判断によるしかありません．

ある男性のCOPD患者Xさんは，奥様が食事をつくってくださるそうなのですが，「うちの女房は管理栄養士さんが指導したようなごはんをつくってくれない」とぼやいていました．話を聞いてみると，COPD患者に適した栄養療法として管理栄養士から患者本人に指導された献立は，通常よりも高エネルギーで，奥様が考えておられる一般的な高齢者に対する栄養療法とは真逆でした．いくら説明しても，「あなたはいつまでも脂っこいものばかり食べたがって．そんなだから病気も治らないんですよ」とまるで取りあってくれないというのです．

そこで，次回の来院時には奥様も一緒に来ていただくようお願いしました．奥様にもわかりやすいように，COPD患者は栄養障害に陥りやすいこと，体重を増やす必要があることを説明し，高カロリー食は一般的な高齢者には不向きでも，Xさんには必要なのだということを納得していただきました．それからは，指導にあった食事となり，順調に体重を増やすことができました．

また，患者Zさんの場合，奥様は仕事をしておられ，なかなかCOPD患者向けの献立をつくる時間的な余裕がとれないため，どうしたらよいかという相談を受け，間食にケーキやスナック菓子を食べることをお勧めしました．ケーキは1つ約400kcalくらいあるため，毎日食べれば確実に高エネルギーを確保できます．また，高血圧など塩分を控えなければならない合併症がなければ，スナック菓子も有効です．ケーキやスナック菓子だけしか食べないのは栄養バランスが偏ってよくありませんが，一般家庭の3度の食事で補えない分のエネルギーは，間食で補うというのも一つの方法です．

このように，在宅の患者に対する栄養食事指導は，本人だけでなく，食事をつくる家族にも直接行い，個々の家庭環境に応じて臨機応変に指導することが大切です．このとき，「指導」ということで命令口調で言うのではなく，あくまで相談，アドバイスという視点に立って「～するといいですよ」と言ってみてください．かえって受け入れられやすいと思います．

患者さんの家族にとっては，COPD患者向けに特別な献立を用意するのが負担なこともあります．患者さんのためとはいえ，あらゆる意味で面倒なことをお願いしているということを自覚し，家族が忙しい場合は，状況の許す限り管理栄養士が出向くなど，積極的に動きたいものです．

そして何より重要なことは，根気強く，継続的な働きかけを心がけることです．

進にはつながらない．例えば，アボカドは「森のバター」とよばれるほど脂質の多い高エネルギーの果物だが，高齢者にはあまりなじみがないかもしれない．もったりとした独特の食感は，好き嫌いも多いことだろう．

また，エネルギー量を上げる簡便な調理法として，てんぷらやから揚げなどの揚げものがすぐに思いつく．しかし，脂っこいものが苦手な患者や，食欲がなくあっさりしたものが食べたい患者に天丼を食べてもらうのは至難の技である．

ここで大切なのは，「まずは何でもいいから食べてもらう」という姿勢である．無理に高エネルギーや高タンパク質の食品でなくてもよいので，何でも食べたいもの，食べられるものをあげてもらい，そこから始めることが大切である．たとえ食べられるものがそうめんだったとしても，まったく何も食べないよりは体重増加につながるのである．

食べ方の工夫⑥：納得してもらう

患者に対する栄養食事指導のポイントは，「納得」してもらうことである．患者にとっては，「食べたくないものをなぜ食べなければならないのか」という疑問を抱いていたり，あるいは食べなければならないことはわかっているが，食べられない状況にあったりするかもしれない．

そのようなときに，管理栄養士がやってきて，ただやみくもに「COPDを治すためにたくさん食べて体重を増やしましょう」「嫌いなものを残さないで三角食べをしましょう」といっても，受け入れられないかもしれない．その場合は，患者が納得するように説明する技術が重要になる．なぜ，これを食べたほうがよいのか，なぜ，分食したほうがよいのか，一つひとつの項目についてわかりやすく説明すれば，患者のモチベーションも上がりやすい．

例えば，管理栄養士の指導に従って高エネルギーの食事を摂ってみて，実際に体重が増加すれば，患者は効果を納得することができる．栄養療法も，医療従事者からの一方通行ではなく，患者の協力があってこそ，十分な効果を発揮することができる．そのために大切なのが，納得してもらえるように説明する技術なのである．

■文献
1) 磯﨑泰介：さぁ，はじめよう！NST－事例でわかる栄養療法の進め方．中山書店；2007．
2) 日本摂食嚥下リハビリテーション学会ホームページ
　https://www.jsdr.or.jp/wp-content/uploads/file/doc/assessment2015-announce.pdf
3) 吉川雅則，木村 弘：呼吸器疾患における栄養管理の実際．呼と循 2007；55：997-1005．
4) 日本呼吸ケア・リハビリテーション学会呼吸リハビリテーション委員会ほか編：呼吸リハビリテーションマニュアル－患者教育の考え方と実践；照林社．2007．p.102-12．
5) 吉川雅則，竹中英昭ほか：症候の評価と治療の実際（水・電解質管理）．4．呼吸不全患者．日内会誌 2003；92：770-6．
6) ASPEN Board of Directors and the Clinical Guidelines Task Force：Guidelines for the use of parenteral and enteral nutrition in adult and pediatric patients. JPEN J Parenter Enteral Nutr 2002；26：63SA-5SA.
7) 日本静脈経腸栄養学会：コメディカルのための静脈経腸栄養ハンドブック．南江堂；2008．
8) 日本呼吸器学会COPDガイドライン第5版作成委員会編：COPD（慢性閉塞性肺疾患）診断と治療のためのガイドライン2018．第5版．メディカルレビュー社；2018．p.91-5．

5-4 在宅患者に対する栄養療法の方法とポイント

経済的負担

　入院患者と違い，在宅患者に対する栄養療法でまず問題となるのは，患者の経済的負担の範囲である．病院であれば一定の予算内で献立を考えるが，在宅患者の場合は，経済的なゆとりのある人からそうでない人までかなりの幅がある．いくら効果があるからといって，経済的な余裕のない患者に対して高価な栄養補助食品を勧めるのは心ないことであるし，長続きしない．

　したがって，在宅患者に対しては面談などを通じて経済的負担についてざっくばらんに話し合うことが必要である．あらかじめ可能な負担範囲を教えてもらい，できるだけその範囲内に収まるような指導を心がける．

家族を含む労力負担

　入院患者と在宅患者のもう一つの違いは，「誰が食事をつくるのか」という点である．入院患者であれば，食べたかろうが食べたくなかろうが，決まった時間に食事が運ばれてくる．しかし在宅患者の場合は，COPD患者本人がつくる場合もあり，その家族がつくる場合もある．

　患者自身が食事をつくらなければならない場合，最大のポイントはできるだけ手間がかからないようにするということである．ちょっとした動作でも咳が出たり息切れしやすかったりするCOPD患者にとって，長時間立ったまま，複雑な調理動作を続けることは難しい（表1）．食事の準備にあまり時間と手間がかからない食品，例えば電子レンジで温めるだけで食べられるものなどを中心に指導する．最近は，高齢者向けに食事のデリバリーサービスが普及している地域もあるので，予算が許すなら検討してもよい．

　次に，患者の家族が食事をつくる場合である．COPD患者に男性が多い日本の現状では，奥さんやお嫁さんがその役を担うケースも少なくないだろう．その場合は管理栄養士が直接面談し，栄養食事指導を行うことが望ましい．

　在宅酸素療法（home oxygen therapy：HOT）の患者では，酸素吸入と食事の関係をよく観察することが肝要になる．患者の自宅に出向けば，実にさまざまなスタイルがあることに気づくはずである．食事をするときだけ酸素吸入を外す，食事をしているときでも外さないなど，患者によって食事と酸素吸入の関係が違う．この関係を少し変えてみるだけで，よりスムーズ

表1　呼吸器疾患患者が調理を行う場合の注意点

- 大きく重たい鍋やフライパンを使うと呼吸しづらくなるので，持てる範囲のものを使うとよい
- 呼吸困難の強い場合は無理に調理はせず，少し休み，症状がおさまってからイスに座って調理する

特に在宅酸素療法が処方されている場合は，以下の点に注意する
- 火気に十分注意し，火気からは2m以上離れるようにする
- 酸素吸入中は火気を使用した調理は避け，電磁調理器を選択する

な食事摂取を可能にする場合さえある．

　必要なのは，とにかく観察することである．必要エネルギー量の摂取は，ほぼ食事によってなされ，食事は生活の一部としてライフスタイルに組み込まれている．そのことを念頭に置いた観察ができるかどうか．そこに管理栄養士の手腕が問われる．

タブレット端末によるHOT患者のサポート

　在宅患者の場合，特にHOT患者においては，酸素濃縮器の管理から呼吸方法，運動療法，栄養療法など，留意しなければならない事項が多い．特に，高齢者が多いため，病院で指導されたことを継続的に正確に行える患者は多くないのが現状である．

　そこで筆者らがソフト面を共同開発したHOT患者をサポートするためのタブレット端末Pallet's（星医療酸器）を紹介する．Pallet'sは，離れた場所から濃縮器を操作でき，災害時の救急対応要請やエラー通知などの機能を兼ね備えた高機能リモコンである．さらに以下のようなアプリケーションも利用可能である．

- 療養日誌
- 呼吸方法
- 運動療法
- 栄養食事（図1）　など

　栄養療法の視点からは，患者の栄養評価からその結果に基づいたアドバイスを行うことができる．例えば，食事から摂取エネルギー量を増やしたい場合には，患者の好みにあったメニューを選択でき，高エネルギーかつ高タンパク質となる多数のレシピを紹介している．

　このように患者をサポートするさまざまなツールが開発されているため，管理栄養士も情報を入手しておきたい．

COLUMN

在宅患者さんを訪問したときの観察ポイント

　HOTを受けている患者さんの自宅を訪問したときは，自宅でどのように酸素吸入を受けているかをチェックすることが大切です．例えば，病院と自宅では吸入する酸素量がまったく違うことがありますし，食事のときに酸素を吸っているか吸っていないかというのも重要なポイントになります．

　食事の間に吸入器を外していられる場合，その患者さんは比較的軽度だということがわかります．そしてどれくらいの時間外していられるかということで，そのときの状態を知る目安にもなります．例えば，食べている途中に苦しくなるかどうか，食べ終わってすぐに吸入を再開しないといけないかどうかなども，チェックポイントとなります．

　患者さんの様子を的確に判断するためにも，訪問時には患者さんが酸素吸入をいつ，どのように行っているかということを，管理栄養士はしっかり確認するべきなのです（図）．

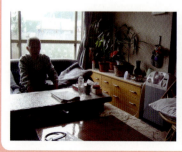 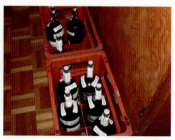

図　HOTの導入例
患者さんの自宅を訪問したときには，酸素濃縮器の位置や携帯用酸素ボンベの備蓄の有無などにも目を配るようにする．

（写真提供：石川　朗）

在宅患者に対する栄養療法の方法とポイント ❹

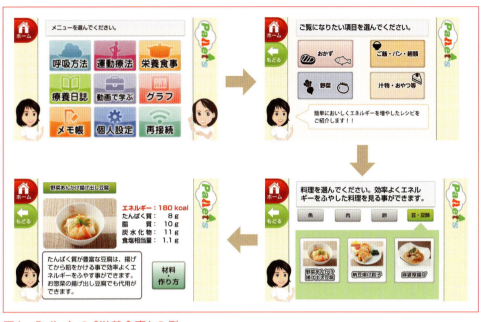

図1　Pallet'sの「栄養食事」の例
（制作協力：中野祐里，深堀真由，宮下祐美，池田　優〈駒沢女子大学人間健康学部健康栄養学科臨床栄養学研究室〉）

管理栄養士による在宅での栄養療法の制度的課題

　ここまで，COPD患者に対する栄養療法のあり方について解説し，そのなかで方法論としての入院時と在宅療養中の患者に対する方策の違いについても述べた．

　ただし，1章でも述べたように，低栄養のリスクを抱えたCOPD患者に対し，医療保険で介入できるようになってから，まだ日が浅い．在宅患者に対する訪問栄養食事指導に関する認知度もまだ低いため，今後，多くの管理栄養士が在宅療養のCOPD患者に介入していくことを期待したい．そして，実践で成果をあげることが認知度を高め，正しい評価を得るための王道であり，近道である．そのためにも，本書で得た知識をもとに，患者をアセスメントし，その患者にふさわしい栄養療法の実践を行う必要がある．

5-5 COPD患者に対する栄養療法の実際

多職種の長期介入により食事摂取量が増加した独居高齢者の例

症例 73歳，男性

診断 COPD（stage Ⅲ）

9年前に妻を亡くしてから独居．キーパーソンは近くに住む娘とその家族．

喫煙歴が長く（47年，Blinkman指数 1,880），呼吸困難感が徐々に増強しても，禁煙はしなかった．自宅で，突然，強い呼吸困難におそわれ，救急車で呼吸器科を受診し，COPDの診断を受けた．

栄養アセスメント

FH：食物・栄養関連履歴
- 摂取エネルギー量は1,200kcal程度，タンパク質28.5g，脂質29.1g（P〈タンパク質〉：F〈脂質〉：C〈炭水化物〉＝9.5：21.8：68.7）．
- 習慣的な欠食あり，中食中心の糖質に偏った食生活．

AD：身体計測
- 身長164cm，体重52kg，BMI 19.3 kg/m²．

BD：呼吸機能検査・血液生化学データ
- 呼吸機能検査：VC（肺活量）1.78L，%VC（%肺活量）54.2%，FVC（努力性肺活量）1.52L，FEV$_1$（1秒量）0.58L，%FEV$_1$（%1秒量）38.15%．
- 血液生化学検査：WBC（白血球）7,980，TLC（総リンパ球数）2,601，TP（血清総蛋白）6.7g/dL，Alb（アルブミン）3.9 g/dL，CRP（C反応性蛋白）0.92mg/dL，総コレステロール216mg/dL，中性脂肪91mg/dL，HDLコレステロール53mg/dL，LDLコレステロール145mg/dL．

PD：栄養に焦点をあてた身体所見
呼吸困難感による食欲不振と腹部膨満感がある．咀嚼・嚥下に問題はない．食への関心が低く，調理経験がない．食習慣が乱れていることは理解しているが，自尊心が高く周囲の支援を受けることに抵抗感がある．2年間で62kgから10kgの体重減少あり（－16.1%）．

CH：既往歴
特になし．

栄養診断（判定）

栄養診断（判定）（problem or nutrition diagnosis label：P）は，摂取量（nutrition intake：NI），臨床栄養（nutrition clinical：NC），行動と生活環境（nutrition behavioral/environmental：NB）の3つの項目からなる70種類の国際標準化された栄養診断から適するコードNoと用語を選択する．また，栄養診断（P）は，原因や要因（etiology：E）と栄養診断を決定すべき栄養アセスメント上のデータ（sign/symptoms：S）により決定する．

NI：摂取量
NI-1.2 全身性炎症によるエネルギー消費量亢進．
NI-2.1 腹部膨満感による経口摂取量不足．
NI-5.3 タンパク質・エネルギー摂取不足．

NC：臨床栄養
NC-3.2 意図しない体重減少．

NB：行動と生活環境

NB-1.3 食事・ライフスタイルの変更への心がまえの不足．
NB-2.4 食物や食事を準備する能力の障害．

P：栄養診断（判定）

P：タンパク質・エネルギー摂取不足による栄養障害と判定．
E：COPD（全身性炎症）によるエネルギー亢進と呼吸困難感や腹部膨満感による1回の食事量の低下や欠食習慣などを要因とする．
S：2年で16％におよぶ体重減少と摂取エネルギー量の低下がみられた．

栄養補給量

- 基礎エネルギー消費量（BEE）：HB式（p.134参照）＝ 66.47 ＋（13.75 × 52）＋（5.00 × 164）－（6.78 × 73）＝ 1,106.5kcal
- 目標摂取エネルギー量：BEE × 1.3（活動因子）× 1.1〜1.3（ストレス因子）＝ 1,582.3〜1,870kcal

栄養介入

Mx：モニタリング計画

- 食欲および食事摂取量の観察と評価．
- 体重の変化を観察・評価．

Rx：栄養治療計画

- 元の体重へ戻すため，1日の目標摂取エネルギー量を1,800kcalとする．
- 食事中のタンパク質および脂質の比重を高くする．
- 理学療法士や看護師と連携して食欲増進を図る．

Ex：栄養教育計画

- 栄養療法の重要性を理解し，周囲の支援を受け入れられる状態にする．
- 簡単な自炊が可能となるように教育・支援を行う．

結果（介入から1年2か月後）

- 体重57kg（栄養介入前と比較して5kg増〈＋9.6％〉），BMI 21.2 kg/m^2
- VC 2.54L，％VC 77.4％，FVC 2.37L，FEV$_1$ 0.92L，％FEV$_1$ 38.81％．
- WBC 9,560，TLC 3,270，TP 7.2g/dL，Alb 4.5g/dL，総コレステロール224mg/dL，中性脂肪128mg/dL，HDLコレステロール71mg/dL，LDLコレステロール127mg/dL，FBS（空腹時血糖）79mg/dL．
- 呼吸機能検査では，VC，FVCともに増大し，労作時の呼吸困難感も大幅に改善した．
- 欠食なく1,600kcal程度の摂取が可能になり，タンパク質の比率を上げることができた（P：F：C＝17.5：21.9：60.6）．
- 日常生活に自信を取り戻し，常に軽度の運動を努めて行うことで運動機能を保持し，食欲の改善を図ることができた．
- 食事内容改善の必要性を認識したことで，周囲の支援を快く受けられるようになった．

まとめ

COPDの患者には，高い摂取エネルギー量が必要となるが，高齢者が多く，食事の際に呼吸困難感を伴うことが少なくない．そのうえCOPDでなくても高齢者や食欲不振のある患者は，低脂質・高糖質・低エネルギーの食事を好む傾向がある．患者の食嗜好を尊重しつつも，知識として高い摂取エネルギー量が必要であることを十分認識してもらうことで意識変容を促す必要がある．

本ケースは，数年にわたり体重を維持し続け，急性増悪もなく経過している．早い段階で食事療法の知識を習得できたことや，家族の支援があったことが大きな要因だったと考えられる．

血糖値が安定したまま体重を増加できた糖尿病患者の例

症例 68歳，男性
診断 COPD（stageⅠ）

労作時に呼吸困難感が出現し，禁煙を開始するが息苦しさが徐々に増強．夜間に息苦しさにより目覚めることが続き，食欲不振となり，3か月間に体重が3kg減少した（−4.7％）．当院を受診しCOPDの診断を受けた．受診直後より気管支拡張薬および鎮咳薬を開始．薬物治療後，呼吸困難感が軽快したことで食欲不振が改善．受診2か月後には以前の体重（63kg）へ戻ったが，体力低下への不安感が強く，体重増加を目的に初診半年後より栄養介入を開始．

栄養アセスメント

FH：食物・栄養関連履歴
- 摂取エネルギー量は1,900kcal程度，タンパク質71.3g，脂質44.3g（P：F：C＝15：21：64）．
- やや脂質不足傾向．

AD：身体計測
- 身長175.2cm，体重60kg，BMI 19.5kg/m²．

BD：呼吸機能検査・血液生化学データ
- 呼吸機能検査：VC 4.73L，％VC 135.5％，FEV_1 3.54L，％FEV_1 75.5％．
- 血液生化学検査：WBC 4,170，TLC 1,230，TP 6.8g/dL，Alb 4.1 g/dL，総コレステロール152mg/dL，中性脂肪36mg/dL，HDLコレステロール56mg/dL，LDLコレステロール89mg/dL，FBS 168mg/dL，HbA1c 6.7％．

PD：栄養に焦点をあてた身体所見
体重は正常範囲内であるがやや痩せ傾向．もう少し太りたいという願望が強いが，基礎疾患として糖尿病があるため，食事量を増やし血糖コントロールに影響することへの恐怖感も強い．

CH：既往歴
50代より糖尿病（内服治療中：スルホニル〈SU〉剤，メトホルミン，αグルコシダーゼ阻害薬）．

栄養診断（判定）

NI：摂取量
NI-1.2 全身性炎症によるエネルギー消費量亢進．

NC：臨床栄養
NC-3.2 意図しない体重減少．

NB：行動と生活環境
NB-1.3 食事・ライフスタイルの変更への心がまえの不足．

P：栄養診断（判定）
P：タンパク質・エネルギー摂取不足による栄養障害と判定．
E：COPDによるエネルギーインバランスと食事療法に対する知識不足を要因とする．
S：短期間に体重減少・体力低下をきたした．

栄養補給量
- BEE（HB式）：66.47＋(13.75×60)＋(5.00×175.2)−(6.78×68)＝1306.4kcal
- 目標摂取エネルギー量：BEE×1.3（活動因子）×1.1〜1.3（ストレス因子）＝1868.2〜2207.8kcal

栄養介入

Mx：モニタリング計画
- 運動量と食欲および食事摂取量の観察と評価．
- 食事摂取量の変化とそれに伴うHbA1cの変化を観察・評価．
- 体重の変化を観察・評価．

Rx：栄養治療計画
- 体重増加を目的とし，1日の目標摂取エネルギー量を2,000〜2,200kcalとする．
- 食事中のタンパク質および脂質の比重を高くする．
- 理学療法士や看護師と連携して食欲増進を図

- 食後高血糖を避けるため，分食しながら摂取エネルギー量を増加させる．

Ex：栄養教育計画
- 栄養療法の内容や方法を理解し，不安感を払拭する．
- 栄養療法の理解度に合わせて摂取エネルギー量の増加を図る．

結果（介入から6か月後）
- 体重65kg（栄養介入前と比較して2kg増〈＋3.2%〉），BMI 21.2kg/m²．
- VC 4.62L，%VC 131.7%，FEV₁ 3.57L，%FEV₁ 79%．
- WBC 3,500，TLC 1,260，TP 7.4g/dL，Alb 4.4g/dL，総コレステロール206mg/dL，中性脂肪60mg/dL，HDLコレステロール57mg/dL，LDLコレステロール126mg/dL，FBS 179mg/dL，HbA1c 7%．
- 自宅でできる上肢・下肢の運動について理学療法士から指導を受け，食事量を増やしても苦痛がなくなった．
- 少なくとも2,000kcal程度は摂取できるようになり，脂質の比率を上げることができた（P：F：C＝16：26：58）．
- 介入前後で呼吸機能やMRCスケールおよび6MDには変化がほとんどみられなかったが，日常生活に自信をもてるようになった．

まとめ

呼吸困難感が出現した直後の患者は，生活そのものに対する自信を喪失することが少なくない．また，基礎疾患として糖尿病がある場合，COPDの食事療法の基本である摂取エネルギー量や脂質・タンパク質の摂取量を増やすことに対する不安感も併せもつ．

栄養介入において重要なことは，血糖コントロールを図りながら摂取エネルギー量の増加は可能であると患者に理解してもらうことである．そのうえで糖尿病の治療時とは異なる食事療法の内容を説明する．しかし，腎機能や肝機能の状態を観察しながら行うべきであり，運動も安易に取り入れられない場合もあることが難しい点である．

本ケースは，理学療法士の指導による運動療法にて運動量が増えたため，食欲の改善を図ることができた．また，運動量に対する自信により積極的に食事療法に向き合えたことが成功の鍵になった．

栄養補助食品の使用により体重増加がみられた低体重患者の例

症例 67歳，男性

診断 COPD（stageⅡ）

独居．呼吸困難感が出現するも1年間放置．その後，呼吸器科を受診し，COPDの診断を受けた．若い頃から痩せ傾向であり，発症前から長年にわたり低体重である．

栄養アセスメント

FH：食物・栄養関連履歴
- 摂取エネルギー量は1,900kcal程度，タンパク質70.8g，脂質62.5g（P：F：C＝14.9：29.6：55.5）．

- 栄養介入時は，すでにCOPDの食事療法についての基礎知識があったため，摂取エネルギー量は適正量を満たしており，脂質を多めに摂取するよう努めていた．

AD：身体計測
- 身長161.8cm，体重42.5kg，BMI 16.2kg/m²．

BD：呼吸機能検査・血液生化学データ
- 呼吸機能検査：VC 2.69L，%VC 82.5%，FEV_1 1.69L，%FEV_1 64.29%．
- 血液生化学検査：WBC 5,910，TLC 2,240，TP 7.4g/dL，Alb 4.6g/dL，総コレステロール175mg/dL，中性脂肪52mg/dL，HDLコレステロール84mg/dL，LDLコレステロール81mg/dL．

PD：栄養に焦点をあてた身体所見
明らかな低体重．十分なエネルギー摂取にもかかわらず長期にわたり低体重を維持しているため，体重増加のためにはさらなる摂取エネルギー量の増量が必要である．また，呼吸困難感の出現による体力低下の経験から，必要以上に運動量を増加させているため，運動量の調整と運動量に見合うエネルギー摂取ができていない可能性が高い．

CH：既往歴
特になし．

栄養診断（判定）

NI：摂取量
NI-1.2 全身性炎症によるエネルギー消費量亢進．
NI-5.1 栄養素必要量の増大．

NC：臨床栄養
NC-3.2 意図しない体重減少．

NB：行動と生活環境
NB-1.4 セルフモニタリングの欠如．
NB-2.2 身体活動過多．

P：栄養診断（判定）
P：タンパク質・エネルギー摂取不足による栄養障害と判定．

E：COPD（全身性炎症）によるエネルギー亢進と運動量過多による栄養必要量の増大を要因とする．
S：長期にわたり低体重が維持されていた．

栄養補給量
- BEE（HB式）：66.47＋(13.75×42.5)＋(5.00×161.8)－(6.78×67)＝1,005.6kcal
- 必要摂取エネルギー量：BEE×1.3（活動因子）×1.1〜1.3（ストレス因子）＝1,438〜1,699.5kcal
- 目標摂取エネルギー量：介入時必要摂取エネルギー量を満たしていたこと，運動量が多いことから活動因子を高く設定した．
- BEE×1.5〜1.7（活動因子）×1.1〜1.3（ストレス因子）＝1,659.2〜2,222.4kcal

栄養介入

Mx：モニタリング計画
- 食欲および食事摂取量の観察と評価．
- 体重の変化を観察・評価．

Rx：栄養治療計画
- 体重増加を目的とし，1日の目標摂取エネルギー量を2,200kcal以上とする．
- 食事中のタンパク質の比重を高くする．
- 理学療法士や看護師と連携して運動量の調整と食欲増進を図る．

Ex：栄養教育計画
- タンパク質摂取量の増大を図る具体的な栄養教育を行う．
- 間食に栄養補助食品を用いてエネルギー量の増大を図る．

結果（介入から2か月後）
- 体重44.5kg（栄養介入前と比較して2kg増〈＋4.5%〉），BMI 17 kg/m²．
- VC 2.72L，%VC 83.7%，FEV_1 1.67L，%FEV_1 63.47%．
- WBC 5,800，TLC 2,088，TP 7.6g/dL，Alb 4.7g/dL，総コレステロール176mg/dL，中性

脂肪71mg/dL，HDLコレステロール81mg/dL，LDLコレステロール74mg/dL．
- 間食として栄養補助食品を用いたが，食欲低下や消化器症状などは起こらず，食事摂取量への影響もなかった．
- 摂取エネルギー量を増加しても血液検査結果に影響はみられなかった．

まとめ

　長年にわたり低体重を維持してしまうと体重増加は容易ではない．本ケースのように，食欲もあり食事摂取量も十分あるにもかかわらず，体重が全く増加しない場合，患者本人の太れないことに対する苦痛は大きい．
　今回は，わずかではあるが2か月間で2kgの体重増加を図ることができた．食事内容を変容させることで増加できる摂取エネルギー量には限界がある．食事が摂取できない場合，また食事が十分に摂取できても低体重である場合においても，栄養補助食品を用いてエネルギーを補給することは有用であると考えられた．

COPD治療中に大腸がんを発症し，体重が急激に低下した例

症例 73歳，男性

診断 COPD（stageⅠ）

　人間ドックにて呼吸機能の低下を指摘され，COPDの診断を受ける．
　徐々に呼吸困難感が出現し，体重が減少したものの栄養介入にて体重は回復した．その後，大腸がんを発症し，術後に体重が減少（−4kg）．人工肛門造設．

栄養アセスメント

FH：食物・栄養関連履歴
- 摂取エネルギー量は1,800kcal程度，タンパク質78.8g，脂質53.2g（P：F：C=17.5：26.6：55.9）．
- 栄養バランスを考えて積極的に食べるよう努めている．
- 術後より時折便秘に悩まされる．

AD：身体計測
- 身長178cm，体重59kg，BMI 18.6kg/m^2．

BD：呼吸機能検査・血液生化学データ
- 呼吸機能検査：VC4.22L，%VC122.3%，FEV$_1$ 2.29L，%FEV$_1$ 55.08%．
- 血液生化学検査：WBC 5,400，TLC 1,566，TP 6.6g/dL，Alb 3.7g/dL，総コレステロール160mg/dL，中性脂肪68mg/dL，HDLコレステロール58mg/dL，LDLコレステロール92mg/dL．

PD：栄養に焦点をあてた身体所見
　呼吸困難感はなく，生活に支障もない．食欲はあるが，大腸がん術後のわずかな期間に4kgの体重低下（−6.3%）がみられた．元の体重に戻すために，食事量を増加させたにもかかわらず体重が増加しなかった．下痢はほとんど起こらないが，時折起こる便秘には強い苦痛を感じている．

CH：既往歴
　大腸がん（72歳）．

栄養診断（判定）

NI：摂取量

NI-1.2 全身性炎症によるエネルギー消費量亢進．
NI-5.1 栄養素必要量の増大．

NC：臨床栄養

NC-3.2 意図しない体重減少．

NB：行動と生活環境

NB-1.1 食物や栄養に関連した知識不足．

P：栄養診断（判定）

P：エネルギー摂取不足による栄養障害と判定．
E：COPD（全身性炎症）によるエネルギー亢進と体重増加に必要な栄養量に関する知識不足などを要因とする．
S：短期間に6.3%の体重減少がみられ，また積極的に栄養摂取するにもかかわらず体重増加がみられない．

栄養補給量

- BEE（HB式）：$66.47 + (13.75 \times 59) + (5.00 \times 178) - (6.78 \times 73) = 1{,}272.8$ kcal
- 目標摂取エネルギー量：BEE×1.3（活動因子）×1.1〜1.3（ストレス因子）＝1,820.1〜2,151kcal

栄養介入

Mx：モニタリング計画

- 食事摂取量の観察と評価．
- 消化器症状（下痢および便秘）の聞き取りと評価．
- 体重の変化を観察・評価．

Rx：栄養治療計画

- 元の体重へ戻すため，1日の摂取エネルギー量に栄養補助食品で補う400kcalを加え，2,200kcalとする．
- 消化器症状が起こらないように，栄養補助食品の使用を少量から開始し段階的に増量させる．
- 理学療法士や看護師と連携し，さらなる食欲増進を図る．

Ex：栄養教育計画

- 栄養補助食品だけでなく，間食を有効に活用する方法を学び，楽しく継続できるようにする．

結果（介入から3か月後）

- 体重61.5kg（栄養介入前と比較して2.5kg増〈＋4.2%〉），BMI 19.4 kg/m^2．
- VC 4.27L，%VC122.5%，FEV$_1$ 2.16L，%FEV$_1$ 53.36%．
- WBC 5,200，TLC 1,820，TP 7.2g/dL，Alb 4.1g/dL，総コレステロール182mg/dL，中性脂肪64mg/dL，HDLコレステロール56mg/dL，LDLコレステロール109mg/dL．
- 体重が増加しただけではなく，わずかではあるがTPもAlbも上昇しており，血液検査においても栄養状態の改善がみられた．
- 間食として栄養補助食品を用いることによる食欲低下や消化器症状などは起こらなかった．
- 栄養補助食品を用いたことから，食事療法への意欲が増大し，栄養補助食品以外にも間食を積極的に取り入れるようになり，摂取エネルギー量が予想以上に増大した（1,900kcal⇒2,500kcal）．

> **まとめ**
>
> COPD患者には高齢者が多く，他の病気を合併しているケースが少なくない．COPDの病態により体重が減少したうえ，他の病気の病態や治療によりさらに体重が減少してしまった場合，精神的にも肉体的にも患者が負うストレスは非常に大きい．
>
> 本ケースは，COPDによる体重減少を克服しようとしている際に大腸がんを合併し，術後さらに体重が減少してしまった．
>
> 大腸がんを発症する前の段階でCOPDに対する栄養介入の必要性や内容について十分に理解していた点と，栄養補助食品の摂取による消化器症状が全くなかった点が体重増加につながる大きな要因と考えられる．

在宅訪問にて多職種連携により栄養状態の改善がみられた独居高齢者の例

症例 81歳，男性

診断 COPD（Stage Ⅱ期），要介護1

公営団地独居中でキーパーソンは近隣に住む孫と娘．

COPDにより在宅酸素療法（HOT）を施行し，夜間は非侵襲的陽圧換気（NPPV）を使用している．

栄養アセスメント

FH：食物・栄養関連履歴

- 摂取エネルギー量は1,300kcal程度，タンパク質30.0g，水分1,500mL．
- 間食としてサイダーをコップ5杯（600mL）/日摂取している．

AD：身体計測

- 身長150cm，体重49.2kg，BMI 21.9kg/m^2．
- 体脂肪率29％，LBM（除脂肪体重）36.2kg，AC（上腕周囲長）28cm，AMC（上腕筋囲）24.5cm（112％），AMA（上腕筋面積）48cm^2，TSF（上腕三頭筋皮下脂肪厚）11cm（110％），腹囲88cm．

BD：血液生化学データ

- Alb 2.7g/dL，Hb12g/dL，血糖値92g/dL，総コレステロール215mg/dL，血清クレアチニン0.79mg/dL，尿素窒素11mg/dL．

PD：栄養に焦点をあてた身体所見

呼吸困難感，腹部膨満感，水で"むせ"がある．

「居宅サービス計画書」によると，患者は住み慣れた場所で一人暮らしを続けたい，安心して外出できるようになりたい（呼吸が苦しくなると不安になる），多領域の包括的リハビリテーションや往診，訪問看護などで呼吸を楽にしたいとの意向がある．家族は患者の一人暮らしが心配なため，さらに訪問介護で対応してもらいたいとの意向がある．

半年間で2kgの体重減少があった（－3.9％）．

CH：既往歴

狭心症，肺炎，心不全での入院歴あり．

栄養診断（判定）

NI：摂取量

NI-1.2 全身性炎症によるエネルギー消費量亢進．
NI-2.1 腹部膨満感による経口摂取量不足．
NI-5.3 タンパク質・エネルギー摂取不足．

NC：臨床栄養

NC-1.1 水でむせ込みあり，嚥下障害．

NB：行動と生活環境

NB-2.1 全身性炎症による身体活動の低下．
NB-2.4 独居による食材管理不足・調理困難に

よる食物や食事を準備する能力の障害.

P：栄養診断（判定）

P：タンパク質・エネルギー摂取不足による栄養障害と判定.
E：COPD（全身性炎症）によるエネルギー亢進と呼吸困難感や腹部膨満感による1回の食事量の低下やタンパク質の摂取不足を要因とする.
S：半年間で3.9%におよぶ体重減少がみられた.

栄養補給量

- BEE（HB式）：66.47＋（13.75×49.2）＋（5.0×150.0）－（6.78×81）＝943.8kcal
- 目標摂取エネルギー量：BEE×1.3（活動因子）×1.3～1.5（ストレス因子）＝1,595～1,840.4kcal

栄養介入

Mx：モニタリング計画

- 食事摂取量，水による"むせ"の観察と評価.
- 体重，Albの変化の観察と評価.

Rx：栄養治療計画

- 元の体重へ戻すため，1日の目標摂取エネルギー量を1,600～1,800kcalとする.
- タンパク質の摂取量を増やし，COPDによる全身性炎症による消耗を防ぐため，分岐鎖アミノ酸（BCAA）の摂取割合を増やす.
- エネルギー効率と呼吸商を考慮し，脂質の割合を増やす.

Ex：栄養教育計画

- タンパク質摂取量の低下による危険性について，本人およびキーパーソンに教育・支援を行う.
- 理学療法士とともに介入し，身体活動量の増加と必要性について理解できるよう教育・支援を行う.
- 簡単な自炊が可能となるように教育・支援を行う.

結果（介入から2年4か月後）

- 体重50.6kg（栄養介入前と比較して1.4kg増〈＋2.8%〉），BMI 22.5kg/m^2.
- Alb 4.0g/dL，Hb14.1g/dL.
- 食事回数を増やし1回の食事量を減らしたことで，無理なく1,700kcal程度の摂取が可能になり，タンパク質・脂質の比率を上げることができた（P：F：C＝17：30：53）.
- 炭酸飲料に偏っていた間食を，野菜ジュースや乳酸菌飲料に変更することにより，効率よくエネルギーを得ることができるようになった.
- 周囲の支援を受け，食材の管理や簡単な調理を無理なく行うことができるようになった.
- 多職種によるサポート体制の構築により，家族や本人の不安感が払拭され，家族全体のモチベーションの底上げにつながった.

（症例提供：池田 優〈いきいきクリニック〉）

まとめ

　在宅で安全に安心して暮らしたいと願う高齢者は多いが，呼吸困難感を伴いながら必要なエネルギー量を摂取することは難しい．自力で用意しなくてはならないうえに調理に慣れていないとなるとなおのことである．独居でCOPDの高齢男性の多くは，食事を食べることも用意することも困難であることが少なくない．

　患者の能力，家族をはじめとする周囲の支援と介護力に見合う調理や食材の確保を提案することが，在宅療養を可能にするための大きなポイントとなる．

　本ケースは，多職種で介入することにより患者および家族の意欲を向上させたことが成功の大きな要因だったと考えられる．

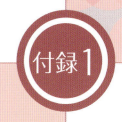

呼吸不全患者に利用される経腸栄養食品（剤）

　5章では，呼吸器疾患に対する栄養療法の詳細を記したが，そこで述べたとおり，経腸栄養食品（剤）は経口摂取が難しい患者や呼吸不全の急性増悪をきたした患者に対してよく使われる．また，経口摂取が可能な患者でも，通常の食品だけでエネルギー増加が難しい場合，栄養補助食品として用いられることも少なくない．

　ここでは，現在，比較的使用頻度の高い製品を紹介する．

商品名	**エネーボ®**
販売会社	アボットジャパン
kcal/mL	1.2
規格	250mL
原材料	分離牛乳タンパク質，濃縮乳清タンパク質，分離大豆タンパク質，高オレイン酸ヒマワリ油，ナタネ油，中鎖脂肪酸トリグリセリド，魚油，大豆レシチン，デキストリン，精製白糖，難消化性デキストリン，フラクトオリゴ糖，大豆多糖類，レチノールパルミチン酸エステル，βカロテン，コレカルシフェロール，トコフェロール酢酸エステル，フィトナジオン，アスコルビン酸，チアミン塩化物塩酸，リボフラビン，ピリドキシン塩酸塩，シアノコバラミン，コリン塩化物，葉酸，ニコチン酸アミド，パントテン酸カルシウム，ビオチン，タウリン，L-カルニチン，塩化ナトリウム，クエン酸ナトリウム水和物，塩化カリウム，リン酸一水素マグネシウム，第三リン酸カルシウム，硫化鉄水和物，硫化亜鉛水和物，塩化マンガン四水和物，硫酸銅，塩化クロム六水和物，モリブデン酸二ナトリウム二水和物，セレン酸ナトリウム
容器	スチール缶
特徴	●在宅医療における長期療養に対応するために開発された栄養剤 ●BCAA高配合の医薬品 ●抗酸化作用のあるセレン，酵素の構成要素であるモリブデン，糖代謝に関連するクロムなどの微量元素を配合し，脂質や糖の代謝に配慮 ●骨の健康を配慮し，ビタミンDやカルシウムを強化
エネルギー	300kcal
糖質	53.0%（39.6g）
脂質	29.0%（9.6g）
タンパク質	18.0%（13.5g）

栄養成分	100mLあたり	100kcalあたり	1本あたり（250mL中）
エネルギー（kcal）	120		300
V.A（µgRE）	76	63	190
V.B$_1$（mg）	0.2	0.17	0.51
V.B$_2$（mg）	0.32	0.27	0.8
V.B$_6$（mg）	0.31	0.26	0.77
V.B$_{12}$（µg）	0.35	0.3	0.88
V.C（mg）	25	21	63
V.D（µg）	1.1	0.9	2.8
V.E（mg）	4.4	3.7	11
パントテン酸（mg）	1	0.8	2.5
葉酸（µg）	27	22.7	68
ナイアシン（mg）	1.8	1.5	4.5
ビオチン（µg）	5.2	4.3	13
Na（mg）	92	77	230
K（mg）	120	100	300
Cl（mg）	100	83	250
Ca（mg）	116	97	290
Mg（mg）	21	17	52
P（mg）	100	83	250
Fe（mg）	1.8	1.5	4.4
Cu（µg）	0.19	0.16	0.48
Zn（mg）	1.8	1.5	4.5
水分（g）	81.2	67.7	203

1. 呼吸不全患者に利用される経腸栄養食品（剤）

商品名	**エンシュア®・H**		
販売会社	アボットジャパン		
kcal/mL	1.5		
規格	250mL		
原材料	カゼインナトリウム，カゼインナトリウムカルシウム，分離大豆タンパク質，トウモロコシ油，大豆レシチン，デキストリン，精製白糖，レチノールパルミチン酸エステル，コレカルシフェロール，トコフェロール酢酸エステル，フィトナジオン，アスコルビン酸，チアミン塩化物塩酸塩，ピリドキシン塩酸塩，シアノコバラミン，塩酸コリン，葉酸，ニコチン酸アミド，パントテン酸カルシウム，ビオチン，炭酸水素ナトリウム，塩化マグネシウム，クエン酸カリウム，第三リン酸カルシウム，塩化カリウム，クエン酸ナトリウム水和物，硫酸亜鉛水和物，硫酸鉄水和物，塩化マンガン，硫酸銅		
容器	スチール缶		
特徴	●1.5kcal/mLの高濃度の医薬品．少量でも効率よく高エネルギー摂取が可能 ●味の種類が豊富（バニラ，バナナ，コーヒー，黒糖，メロン，ストロベリーの6種類）		
エネルギー	375kcal		
糖質	54.5%（51.5g）		
脂質	31.5%（13.2g）		
タンパク質	14.0%（13.2g）		
栄養成分	100mLあたり	100kcalあたり	1本あたり（250mL中）
エネルギー（kcal）	150		375
V.A（μgRE）	123.8	82.5	309.5
V.B$_1$（mg）	0.23	0.15	0.57
V.B$_2$（mg）	0.26	0.17	0.65
V.B$_6$（mg）	0.3	0.2	0.75
V.B$_{12}$（μg）	0.92	0.61	2.3
V.C（mg）	23	15	57
V.D（μg）	0.8	0.5	1.88
V.E（mg）	4.5	3	11.3
パントテン酸（mg）	0.75	0.5	1.88
葉酸（μg）	30	20	75
ナイアシン（mg）	3	2	7.5
ビオチン（μg）	22.8	15.2	57
Na（mg）	120	80	300
K（mg）	224	149	560
Cl（mg）	204	136	510
Ca（mg）	80	53	200
Mg（mg）	30	20	75
P（mg）	80	53	200
Fe（mg）	1.4	0.9	3.38
Cu（μg）	0.2	0.1	0.38
Zn（mg）	2.25	1.5	5.63
水分（g）	77.6	51.7	194

商品名	**オキシーパ®**		
販売会社	アボットジャパン		
kcal/mL	1.5		
規格	250mL		
原材料	水，マルトデキストリン，カゼインNa（乳由来），ショ糖，なたね油，ココナツオイル，ルリジサ油，魚油，カゼインCa（乳由来），植物レシチン（大豆由来），塩化Mg，リン酸三Ca，クエン酸三K，香料，クエン酸Na，V.C，塩化K，pH調整剤，V.E，リン酸二K，塩化Na，L-カルニチン，グルコン酸亜鉛，硫酸第一鉄，ジェランガム，ニコチン酸アミド，グルコン酸銅，パントテン酸Ca，V.B$_6$，β-カロテン，V.B$_1$，V.B$_2$，葉酸，ビオチン，V.D，V.B$_{12}$，V.A		
容器	スチール缶		
特徴	●抗炎症作用を考慮し，EPA（エイコサペンタエンサン）やGLA（γリノレン酸）を高配合 ●呼吸商を考慮した低糖質・高脂質の配合バランス		
エネルギー	375kcal		
糖質	28.2%（26.5g）		
脂質	55.1%（23.4g）		
タンパク質	16.7%（15.6g）		
栄養成分	100mLあたり	100kcalあたり	1本あたり（250mL中）
エネルギー（kcal）	150		375
V.A（μgRE）	158.4	105.6	396
V.B$_1$（mg）	0.32	0.21	0.8
V.B$_2$（mg）	0.36	0.24	0.9
V.B$_6$（mg）	0.44	0.29	1.1
V.B$_{12}$（μg）	0.6	0.4	1.5
V.C（mg）	84	56	210
V.D（μg）	1.1	0.7	2.7
V.E（mg）	21.6	14.4	54
パントテン酸（mg）	1.32	0.88	3.3
葉酸（μg）	42	28	105
ナイアシン（mg）	2.9	1.9	7.3
ビオチン（μg）	6	4	15
Na（mg）	131	87	328
K（mg）	196	131	490
Cl（mg）	169	113	423
Ca（mg）	106	71	265
Mg（mg）	32	21	80
P（mg）	100	67	250
Fe（mg）	2	1.3	5
Cu（μg）	220	147	550
Zn（mg）	1.8	1.2	4.5
水分（g）	78.8	52.5	197

1.呼吸不全患者に利用される経腸栄養食品（剤）

商品名	プルモケア®-EX		
販売会社	アボットジャパン		
kcal/mL	1.5		
規格	250mL		
原材料	水，カゼインNa（乳由来），ショ糖，なたね油，マルトデキストリン，中鎖脂肪酸トリグリセライド（MCT），コーン油，高オレイン酸ひまわり油，クエン酸三K，植物レシチン（大豆由来），塩化Mg，リン酸三Ca，クエン酸三Na，香料，塩化K，V.C，L-カルニチン，グルコン酸亜鉛，硫酸第一鉄，リン酸二K，V.E，ジェランガム，ニコチン酸アミド，パントテン酸Ca，グルコン酸銅，V.B$_6$，V.B$_1$，V.B$_2$，β-カロテン，V.A，葉酸，ビオチン，V.D，V.B$_{12}$，pH調整剤		
容器	スチール缶		
特徴	●呼吸商に配慮した低糖質・高脂質の配合バランス ●脂質代謝を考慮しL-カルニチンを配合 ●抗酸化ビタミンとして，ビタミンC・ビタミンE・βカロチンを強化		
エネルギー	375kcal		
糖質	28.4%（26.4g）		
脂質	54.8%（23.0g）		
タンパク質	16.8%（15.6g）		
栄養成分	100mLあたり	100kcalあたり	1本あたり（250mL中）
エネルギー（kcal）	150		375
V.A（μgRE）	158.4	105.6	396
V.B$_1$（mg）	0.48	0.32	1.2
V.B$_2$（mg）	0.48	0.32	1.2
V.B$_6$（mg）	0.48	0.32	1.2
V.B$_{12}$（μg）	0.96	0.64	2.4
V.C（mg）	32	21.3	80
V.D（μg）	1.04	0.69	2.6
V.E（mg）	5.6	3.7	14
パントテン酸（mg）	2.1	1.4	5.3
葉酸（μg）	65	43.5	163
ナイアシン（mg）	4.8	3.2	12
ビオチン（μg）	11.2	7.5	28
Na（mg）	130	87	325
K（mg）	174	116	435
Cl（mg）	150	100	375
Ca（mg）	96	64	240
Mg（mg）	36	24	90
P（mg）	96	64	240
Fe（mg）	2.1	1.4	5.3
Cu（μg）	210	140	525
Zn（mg）	1.7	1.1	4.3
水分（g）	78.7	52.48	196.8

商品名	ヘパス		
販売会社	クリニコ		
kcal/mL	1.6		
規格	125mL		
原材料	デキストリン，難消化性デキストリン，植物油，グラニュー糖，ラフィノース，ラクチュロース（ミルクオリゴ糖），精製魚油，カルニチン，カゼインNa，ロイシン，バリン，pH調整剤，イソロイシン，香料，乳化剤，カラメル色素，セルロース，グルコン酸亜鉛，甘味料（アセスルファムK，スクラロース）（原材料の一部に大豆を含む）		
容器	紙パック		
特徴	●飲みきりサイズの1パック（125mL）にBCAA3,500mg配合 ●亜鉛やビタミン類，EPA・DHA，食物繊維やオリゴ糖，カルニチンなどを配合		
エネルギー	200kcal		
糖質	57.0%（33.2g）		
脂質	30.0%（6.7g）		
タンパク質	13.0%（6.5g）		
栄養成分	100mLあたり	100kcalあたり	1本あたり（125mL中）
エネルギー（kcal）	160		200
V.A（μgRE）	101	63	126
V.B$_1$（mg）	0.22	0.14	0.28
V.B$_2$（mg）	0.24	0.15	0.3
V.B$_6$（mg）	0.4	0.25	0.5
V.B$_{12}$（μg）	0.8	0.5	1
V.C（mg）	80	50	100
V.D（μg）	0.8	0.5	1
V.E（mg）	60	37.5	75
パントテン酸（mg）	0.8	0.5	1
葉酸（μg）	40	25	50
ナイアシン（mg）	3.8	2.4	4.8
ビオチン（μg）	-	-	-
Na（mg）	110	69	138
K（mg）	42	27	53
Cl（mg）	20	13	25
Ca（mg）	60	38	75
Mg（mg）	32	20	40
P（mg）	52	33	65
Fe（mg）	<0.3	<0.3	<0.3
Cu（μg）	-	-	-
Zn（mg）	6	3.8	7.5
水分（g）	74	46.5	93

1. 呼吸不全患者に利用される経腸栄養食品（剤）

商品名	明治インスロー
販売会社	明治
kcal/mL	1
規格	200mL
原材料	パラチノース, 乳タンパク質, デキストリン, 食用油脂（ひまわり油, しそ油）, 難消化性デキストリン, 乳リン脂質抽出物, 食塩, シャンピニオンエキス（マッシュルーム抽出物）, 食用酵母, 甘味料（キシリトール）, 乳化剤, 香料, pH調整剤, 水酸化K, ビタミン, クエン酸Na, リン酸K, 硫酸鉄, 炭酸水素Na（原材料の一部に大豆を含む）
容器	紙パック
特徴	●糖質の吸収速度に配慮しパラチノースを配合（糖質調整流動食） ●良質な乳清タンパク質を含む, トータルミルクプロテイン使用 ●亜鉛・銅・セレンなどの微量元素を配合
エネルギー	200kcal
糖質	49.6%（24.8g）
脂質	29.7%（6.6g）
タンパク質	20.0%（10.0g）

栄養成分	100mLあたり	100kcalあたり	1本あたり（200mL中）
エネルギー（kcal）	100		200
V.A（μgRE）	75	75	150
V.B$_1$（mg）	0.6	0.6	1.2
V.B$_2$（mg）	0.5	0.5	1
V.B$_6$（mg）	0.3	0.3	0.6
V.B$_{12}$（μg）	0.9	0.9	1.8
V.C（mg）	40	40	80
V.D（μg）	0.75	0.75	1.5
V.E（mg）	8	8	16
パントテン酸（mg）	1	1	2
葉酸（μg）	50	50	100
ナイアシン（mg）	1.6	1.6	3.2
ビオチン（μg）	0.6	0.6	1.1
Na（mg）	70	70	140
K（mg）	80	80	160
Cl（mg）	60	60	120
Ca（mg）	80	80	160
Mg（mg）	25	25	50
P（mg）	80	80	160
Fe（mg）	1	1	2
Cu（μg）	0.05	0.05	0.1
Zn（mg）	1	1	2
水分（g）	84.2	84.2	168.4

商品名	**明治メイン**		
販売会社	明治		
kcal/mL	1		
規格	200mL		
原材料	乳成分，パラチノース，食用油脂（なたね油，パーム分別油，中鎖脂肪酸トリグリセライド，精製魚油），乳清タンパク質分解物，デキストリン，乳タンパク質，難消化性デキストリン，乳リン脂質抽出物，食塩，カルニチン，食用酵母，安定剤（増粘多糖類），pH調整剤，香料，ビタミン，リン酸Mg，乳化剤，甘味料（スクラロース），グルコン酸亜鉛，硫酸鉄，カロチン，グルコン酸銅（原材料の一部に大豆を含む）		
容器	紙パック		
特徴	●糖質の吸収速度に配慮しパラチノースを配合（糖質調整流動食） ●良質な乳清タンパク質を含む，トータルミルクプロテイン使用 ●EPAやDHAなどのn-3系脂肪酸を配合		
エネルギー	200kcal		
糖質	52.4%（26.2g）		
脂質	25.2%（5.6g）		
タンパク質	20.0%（10g）		
栄養成分	100mLあたり	100kcalあたり	1本あたり（200mL中）
エネルギー（kcal）	100		200
V.A（μgRE）	150	150	300
V.B$_1$（mg）	0.25	0.25	0.5
V.B$_2$（mg）	0.3	0.3	0.6
V.B$_6$（mg）	0.3	0.3	0.6
V.B$_{12}$（μg）	0.6	0.6	1.2
V.C（mg）	50	50	100
V.D（μg）	0.75	0.75	1.5
V.E（mg）	5	5	10
パントテン酸（mg）	1.2	1.2	2.4
葉酸（μg）	59	59	100
ナイアシン（mg）	3	3	6
ビオチン（μg）	7.5	7.5	15
Na（mg）	80	80	160
K（mg）	120	120	240
Cl（mg）	80	80	160
Ca（mg）	100	100	200
Mg（mg）	20	20	40
P（mg）	90	90	180
Fe（mg）	1	1	2
Cu（μg）	0.05	0.05	0.1
Zn（mg）	1	1	2
水分（g）	84.1	84.1	168.2

1. 呼吸不全患者に利用される経腸栄養食品（剤）

商品名	**ラコール**		
販売会社	イーエヌ大塚製薬		
kcal/mL	1		
規格	200mL		
原材料	乳カゼイン，分離大豆タンパク質，トリカプリリン，大豆油，シソ油，パーム油，マルトデキストリン，精製白糖，クエン酸ナトリウム水和物，炭酸カリウム，塩化マグネシウム，塩化カルシウム水和物，クエン酸三カリウム，クエン酸カルシウム，リン酸二水素カリウム，塩化カリウム，グルコン酸第一鉄，硫酸亜鉛水和物，硫酸マンガン五水和物，硫酸銅，ビタミンA油，コレカルシフェロール，トコフェロール酢酸エステル，フィトナジオン，チアミン塩化物塩酸塩，リボフラビンリン酸エステルナトリウム，ピリドキシン塩酸塩，シアノコバラミン，アスコルビン酸ナトリウム，ニコチン酸アミド，パントテン酸カルシウム，葉酸，ビオチン		
容器	アルミパウチ		
特徴	●抗炎症作用のあるn-3系脂肪酸高配合の医薬品 ●消化吸収にすぐれたMCTを配合		
エネルギー	200kcal		
糖質	62.0%（31.24g）		
脂質	20.0%（4.46g）		
タンパク質	18.0%（8.76g）		
栄養成分	100mLあたり	100kcalあたり	1本あたり（200mL中）
エネルギー（kcal）	100		200
V.A（μgRE）	68.3	68.3	136.6
V.B$_1$（mg）	0.38	0.38	0.76
V.B$_2$（mg）	0.245	0.245	0.49
V.B$_6$（mg）	0.375	0.375	0.75
V.B$_{12}$（μg）	0.32	0.32	0.64
V.C（mg）	28.1	28.1	56.2
V.D（μg）	0.34	0.34	0.68
V.E（mg）	0.65	0.65	1.3
パントテン酸（mg）	0.958	0.958	1.9
葉酸（μg）	37.5	37.5	75
ナイアシン（mg）	2.5	2.5	5
ビオチン（μg）	3.86	3.86	7.72
Na（mg）	73.8	73.8	147.6
K（mg）	138	138	276
Cl（mg）	117	117	234
Ca（mg）	44	44	88
Mg（mg）	19.3	19.3	38.6
P（mg）	44	44	88
Fe（mg）	0.625	0.625	1.25
Cu（μg）	125	125	250
Zn（mg）	0.64	0.64	1.28
水分（g）	85	85	170

商品名	**日清MCTオイル**
販売会社	日清オイリオグループ
kcal/g	9
規格	400 g
原材料	ヤシ核抽出油，パーム核抽出油
容器	ガラス瓶
特徴	●他の脂質と代謝経路が異なり，速やかに消化吸収される中鎖脂肪酸100% ●料理に混ぜても味やにおいを変えないため，飲料や料理に手軽に混ぜてエネルギーアップが可能
エネルギー	3,600kcal
糖質	0.0%（0 g）
脂質	100.0%（100 g）
タンパク質	0.0%（0 g）

栄養成分	100mLあたり	100kcalあたり	1本あたり（400g中）
エネルギー（kcal）	900	-	3,600
V.A（μgRE）	-	-	-
V.B$_1$（mg）	-	-	-
V.B$_2$（mg）	-	-	-
V.B$_6$（mg）	-	-	-
V.B$_{12}$（μg）	-	-	-
V.C（mg）	-	-	-
V.D（μg）	-	-	-
V.E（mg）	-	-	-
パントテン酸（mg）	-	-	-
葉酸（μg）	-	-	-
ナイアシン（mg）	-	-	-
ビオチン（μg）	-	-	-
Na（mg）	-	-	-
K（mg）	-	-	-
Cl（mg）	-	-	-
Ca（mg）	-	-	-
Mg（mg）	-	-	-
P（mg）	-	-	-
Fe（mg）	-	-	-
Cu（μg）	-	-	-
Zn（mg）	-	-	-
水分（g）	0.1以下	0.1以下	0.1以下

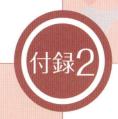

COPD患者のための メニュー例

　ここでは，一般家庭で食べられるごく普通の献立を基本とし，1品差し替えることで，平均100kcal程度の摂取エネルギー量の増加になるような展開メニューを提案した．

　摂取エネルギー量を増加させるために，献立すべてを一から考えるのは大変な作業となる．食欲が低下している患者であれば，その大変さはなおのことである．患者家族の負担や患者本人の負担をより少なくしながら効果を得るために「いつもの食事のうち1品だけ工夫してみてはどうか」という提案は，比較的受け入れられやすい．

　食欲の低下や体重減少のリスクと常に向き合うCOPD患者には，継続して摂取エネルギー量を増加させることが非常に重要であり，そのためには，手軽で気軽に取りかかることのできる提案が必要である．患者の好みを把握し，受け入れられやすいかたちの献立を提案していくことは，患者と向き合う管理栄養士に求められる重要なテクニックの一つである．

　そこで，家庭で常備されている可能性が高く，簡単に取り入れやすい，卵，乳製品，油，マヨネーズなどを多用した．本献立はこれらの食品の多用を推奨するものではないが，実際の現場では，COPD患者にとって受け入れやすいと感じられるため，提案する．

注）糖尿病や脂質異常症あるいは高血圧といった合併症のある患者に対しては，個別の配慮が必要な場合があるので注意する．また，材料はすべて1人前で表記している．

（コメント監修：田中弥生）

朝食

基本形

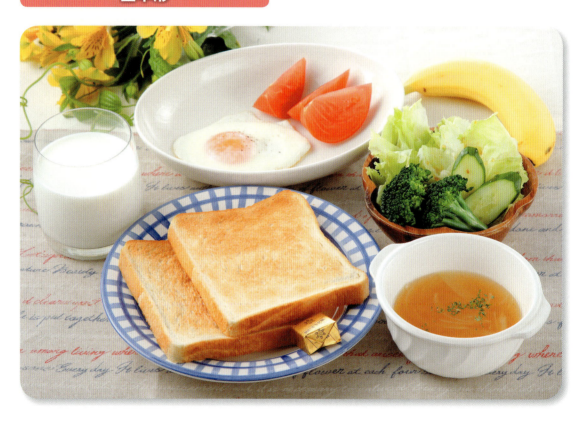

基本形の献立

		エネルギー (kcal)
主食	トースト（バター付き）	392
汁	コンソメスープ	35
主菜	目玉焼き	118
副菜	レタスのサラダ	31
デザート	牛乳とバナナ	244
	エネルギーの合計	820

変化形の献立

		エネルギー (kcal)	増加分 (kcal)
主食	フレンチトースト	677	285
汁	ポトフ	202	167
主菜	ベーコンエッグ	240	122
副菜	マカロニサラダ	180	149
デザート	バナナミルク	285	41
	エネルギーの合計	1,584	764

2.COPD患者のためのメニュー例 付録

変化形

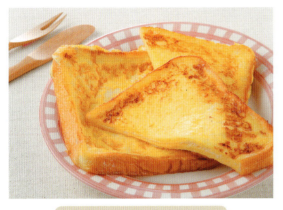

フレンチトースト

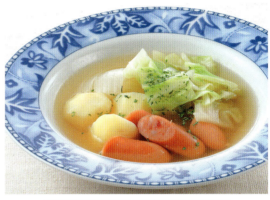

ポトフ

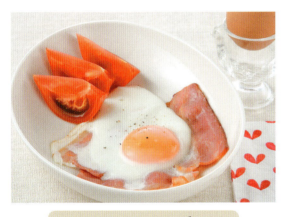

ベーコンエッグ

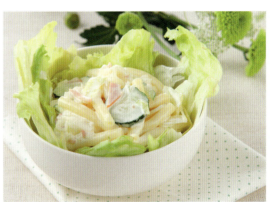

マカロニサラダ

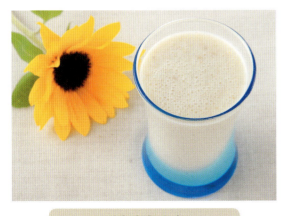

バナナミルク

基本形

● トースト（バター付き） ●

食品名	重量(g)	エネルギー(kcal)	タンパク質(g)	脂質(g)
食パン	120	317	11.2	5.3
バター	10	75	0.1	8.1
合計		392	11.3	13.4

変化形

● フレンチトースト ●

食品名	重量(g)	エネルギー(kcal)	タンパク質(g)	脂質(g)
食パン	120	317	11.2	5.3
牛乳	105	70	3.5	4.0
砂糖	9	35	0	0
卵	100	151	12.3	10.3
バター	4	30	Tr	3.2
サラダ油	8	74	0	8.0
合計		677	27.0	30.8

＜作り方＞
①オーブントースターで食パンに焼き色を付ける．
②器に盛り付け，バターを添える．

＜作り方＞
①牛乳に砂糖を加えて混ぜる．
②卵をよくときほぐし，①に加える．
③食パンを②に浸す．
④フライパンでサラダ油を温め，バターを加えて溶かし，③の両面をじっくり焼き上げる．

　フレンチトーストにすると，タンパク質・脂質ともに増やすことができる．ただし，調理の手間がかかるのが難点である．トーストでも，普段ジャムやはちみつ，バターなどを付けているなら，その量を増やす方法を提案するとよい．

2. COPD患者のためのメニュー例 付録

基本形

● コンソメスープ ●

食品名	重量(g)	エネルギー(kcal)	タンパク質(g)	脂質(g)
玉ねぎ	30	11	0.3	Tr
サラダ油	2	18	0	2.0
塩・コショウ	0.2	0	0	0
水	120	0	0	0
コンソメ	2.5	6	0.2	0.1
粉パセリ	0.2	Tr	Tr	Tr
合計		35	0.5	2.1

＜作り方＞
①玉ねぎを薄くスライスし，サラダ油，塩・コショウで炒める．
②①に水を加え，沸騰してからコンソメを加える．
③器に盛り付けてから粉パセリを加える．

変化形

● ポトフ ●

食品名	重量(g)	エネルギー(kcal)	タンパク質(g)	脂質(g)
玉ねぎ	30	11	0.3	Tr
キャベツ	40	9	0.5	0.1
じゃがいも	40	30	0.6	Tr
ウインナーソーセージ	40	128	5.3	11.4
サラダ油	2	18	0	2.0
水	100	0	0	0
コンソメ	2.5	6	0.2	0.1
粉パセリ	0.5	Tr	Tr	Tr
合計		202	6.9	13.6

＜作り方＞
①玉ねぎ，キャベツは大きめの一口大に切る．
②じゃがいもは皮をむき，大きめに切る．
③ウインナーソーセージは2～3等分にする．
④鍋に②・③を入れてサラダ油で炒め，全体に油がなじんだら水を加える．
⑤じゃがいもに火が通ったら，①とコンソメを加えて煮込む．
⑥器に盛り付けてから粉パセリを加える．

　汁物は満腹感が増大するので望ましくないが，食欲が減退していると，汁物を好むことが多い．そのため，汁物の場合は，患者が好むものを高エネルギーになるよう調整し，味付けを濃い目にして，具だくさんにする．具には，ベーコンやウインナーソーセージ，鶏のささみなど，タンパク質源となるものを使う．

基本形

● 目玉焼き ●

献立名	食品名	重量(g)	エネルギー(kcal)	タンパク質(g)	脂質(g)
目玉焼き	卵	50	76	6.2	5.2
	サラダ油	3	28	0	3.0
	しょうゆ	4	3	0.3	0
付けあわせ	トマト	60	11	0.4	0.1
	合計		118	6.9	8.3

＜作り方＞
① トマトをくし型に切る．
② フライパンを温めてサラダ油をしき，卵を焼く．
③ 器に盛り付けてから，くし切りにしたトマトを添え，②にしょうゆをかける．

変化形

● ベーコンエッグ ●

献立名	食品名	重量(g)	エネルギー(kcal)	タンパク質(g)	脂質(g)
ベーコンエッグ	卵	50	76	6.2	5.2
	ベーコン	30	122	3.9	11.7
	サラダ油	3	28	0	3.0
	しょうゆ	4	3	0.3	0
付けあわせ	トマト	60	11	0.4	0.1
	合計		240	10.8	20.0

＜作り方＞
① トマトをくし型に切る．
② フライパンを温めてサラダ油をしき，ベーコンを焼く．
③ ベーコンの上から静かに卵をのせて焼く．
④ 器に盛り付けてから，くし切りにしたトマトを添え，③にしょうゆをかける．

卵は，他の食材と組み合わせやすく，摂取エネルギー量を増加させるのに非常に重宝し，食欲不振を訴える患者にも受け入れられやすい．脂質が多く，調理が簡単であるベーコンを取り入れたベーコンエッグは，脂質摂取量を増やすことができ，摂取エネルギー量を増加させたいCOPD患者に適している．

2. COPD患者のためのメニュー例 付録

基本形

● レタスのサラダ ●

食品名	重量(g)	エネルギー(kcal)	タンパク質(g)	脂質(g)
レタス	30	4	0.2	Tr
ブロッコリー	20	5	0.7	0.1
キュウリ	10	1	0.1	Tr
和風ドレッシング	10	21	0.1	1.9
合計		31	1.1	2.0

＜作り方＞
① レタスは一口大にちぎる．
② ブロッコリーは小房に分けて，少し硬めにゆでる．
③ キュウリは斜め薄切りにする．
④ ①～③を器に盛り付け，和風ドレッシングをかける．

変化形

● マカロニサラダ ●

食品名	重量(g)	エネルギー(kcal)	タンパク質(g)	脂質(g)
マカロニ（乾）	15	57	2.0	0.3
キュウリ	10	1	0.1	Tr
玉ねぎ	10	4	0.1	Tr
塩	0.2	0	0	0
ロースハム	5	10	0.8	0.7
レタス	15	2	0.1	Tr
塩・コショウ	0.2	0	0	0
マヨネーズ	12	84	0.2	9.0
生クリーム	5	22	0.1	2.3
合計		180	3.4	12.3

＜作り方＞
① マカロニをゆでる．
② キュウリ，玉ねぎを千切りにして，塩をふりかけてしんなりさせ，ハムを細切りにする．
③ レタスは大きめにちぎる．
④ ①，②に塩・コショウ，マヨネーズ，生クリームを加え，よく混ぜる．
⑤ レタスを器にしき，④を盛り付ける．

生野菜は重量が少なくても満腹感を得やすく，摂取エネルギー量が少なくなってしまう．そのため，オイルドレッシングやマヨネーズなどで脂質を取り入れたり，マカロニやじゃがいもなどの糖質を加えたりして，摂取エネルギー量を上げる．

基本形

● 牛乳とバナナ ●

食品名	重量(g)	エネルギー(kcal)	タンパク質(g)	脂質(g)
牛乳	210	141	6.9	8.0
バナナ	120	103	1.3	0.2
合計		244	8.2	8.2

変化形

● バナナミルク ●

食品名	重量(g)	エネルギー(kcal)	タンパク質(g)	脂質(g)
バナナ	120	103	1.3	0.2
はちみつ	14	41	Tr	0
牛乳	210	141	6.9	8.0
合計		285	8.2	8.2

＜作り方＞
① 材料をすべて一緒にミキサーにかける．
② グラスに注ぐ．

ジュースや牛乳などを習慣的に飲んでいる患者は比較的多い．しかし，そのままでは満腹感を得やすいので，ひと工夫を加え，摂取エネルギー量の増大を図りたい．牛乳にバナナやはちみつを加えることで，摂取エネルギー量を増加できる．

昼食

基本形

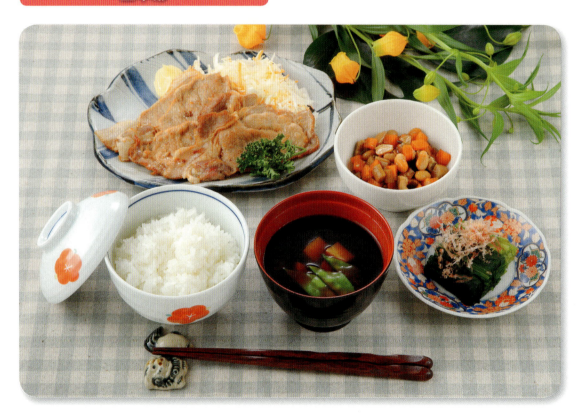

基本形の献立

		エネルギー(kcal)
主食	ごはん	336
汁	じゃがいもとさやえんどうのみそ汁	58
主菜	豚のしょうが焼き	383
副菜	五目豆	98
副々菜	ほうれん草のおひたし	15
	エネルギーの合計	890

変化形の献立

		エネルギー(kcal)	増加分(kcal)
主食	ガーリックライス	473	137
汁	ビシソワーズ	140	82
主菜	チーズ入りポークカツレツ	669	286
副菜	かぼちゃと大豆のサラダ	155	57
副々菜	エビとほうれん草のソテー	103	88
	エネルギーの合計	1,540	650

2.COPD患者のためのメニュー例 付録

変化形

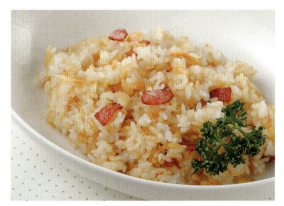

ガーリックライス

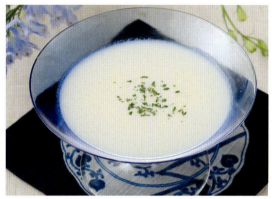

ビシソワーズ

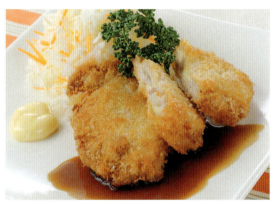

チーズ入りポークカツレツ

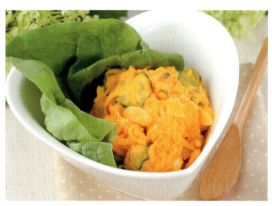

かぼちゃと大豆のサラダ

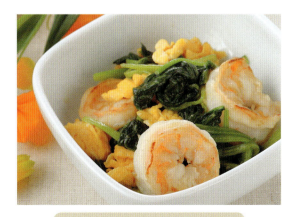

エビとほうれん草のソテー

基本形

● ごはん ●

食品名	重量(g)	エネルギー(kcal)	タンパク質(g)	脂質(g)
米飯	200	336	5.0	0.6
合計		336	5.0	0.6

変化形

● ガーリックライス ●

食品名	重量(g)	エネルギー(kcal)	タンパク質(g)	脂質(g)
米飯	200	336	5.0	0.6
にんにく	5	7	0.3	0.1
ベーコン	5	20	0.6	2.0
サラダ油	8	74	0	8.0
バター	2	15	Tr	1.6
塩	0.5	0	0	0
しょうゆ	6	4	0.5	0
酒	15	16	0	0
パセリ	2	1	0.1	Tr
合計		473	6.5	12.3

〈作り方〉

① にんにくは半量をみじん切り，半量を薄切りにし，ベーコンは1cm幅程度の大きさに切る．
② フライパンでサラダ油とバターを熱し，薄切りにしたにんにくを炒め，色が付いたら引き上げる．
③ ②のフライパンで，みじん切りにしたにんにくを炒める．
④ にんにくの香りが出てきたら，ベーコンを加えて炒める．
⑤ ベーコンの香りが出てきたら，米飯と塩を加えて炒める．
⑥ 米飯とにんにく，ベーコンがなじんできたら，鍋肌からしょうゆと酒を加え，全体に混ざったら器に盛り付け，②の薄切りにしたにんにくとパセリを飾る．

　患者に食欲がある場合，米飯に油やタンパク質の素材を加えることで摂取エネルギー量を増加させる．しかし，主食に味が付きボリューム感が増し，副食を食べられなくなってしまう場合がある．そこで，にんにくやバター，しょうゆなどを用いて香りを豊かにし，食欲を促すようにする．

2. COPD患者のためのメニュー例

基本形

● じゃがいもとさやえんどうのみそ汁 ●

食品名	重量(g)	エネルギー(kcal)	タンパク質(g)	脂質(g)
じゃがいも	40	30	0.6	Tr
さやえんどう	5	2	0.2	Tr
だし汁	150	3	0.4	Tr
あわせみそ	12	23	1.6	0.7
合計		58	2.8	0.7

<作り方>
① じゃがいもは1cm角に切る.
② さやえんどうは色よく下ゆでし,斜めに切る.
③ 鍋にだし汁,①を加え,じゃがいもに火が通ったら,あわせみそをとく.
④ 器に③を注ぎ,②を飾る.

変化形

● ビシソワーズ ●

食品名	重量(g)	エネルギー(kcal)	タンパク質(g)	脂質(g)
じゃがいも	50	38	0.8	0.1
玉ねぎ	10	4	0.1	Tr
バター	2	15	Tr	1.6
水	50	0	0	0
コンソメ	1.2	3	0.1	0.1
牛乳	80	54	2.6	3.0
生クリーム	6	26	0.1	2.7
塩	1	0	0	0
粉パセリ	0.1	Tr	Tr	Tr
合計		140	3.7	7.5

<作り方>
① 玉ねぎは薄切りにし,フライパンでバターを溶かし,よく炒める.
② 1cm角に切ったじゃがいもと,水,コンソメを加え,じゃがいもに火が通るまで煮込む.
③ ①,②をミキサーにかける.
④ ③に牛乳,生クリーム,塩を加えて味を調え,よく冷やす.
⑤ 器に盛り付け,粉パセリを加える(盛り付け時に,さらに生クリームを注いで飾るとよい).

牛乳や生クリームで摂取エネルギー量を増加させるのは効果的な方法である.また,冷たい汁物は口あたりもよく,食欲のない患者も受け入れやすい.しかし,冷たいスープは味を感じにくいので塩分をかなり強くする必要がある.そのため塩分制限のある患者には注意が必要である.

基本形

● 豚のしょうが焼き ●

献立名	食品名	重量(g)	エネルギー(kcal)	タンパク質(g)	脂質(g)
豚のしょうが焼き	豚肉(肩ロース)	100	253	17.1	19.2
	おろししょうが	2	1	Tr	Tr
	しょうゆ	6	4	0.5	0
	酒	3	3	Tr	0
	みりん	2	5	Tr	Tr
	サラダ油	4	37	0	4.0
付けあわせ	キャベツ	30	7	0.4	0.1
	にんじん	5	2	Tr	Tr
	パセリ	2	1	0.1	Tr
	マヨネーズ	10	70	0.2	7.5
	合計		383	18.3	30.8

変化形

● チーズ入りポークカツレツ ●

献立名	食品名	重量(g)	エネルギー(kcal)	タンパク質(g)	脂質(g)
チーズ入りポークカツレツ	豚肉(肩ロース)	100	253	17.1	19.2
	塩・コショウ	0.5	0	0	0
	スライスチーズ	17	58	3.9	4.4
	薄力粉	14	52	1.1	0.2
	卵	12.5	19	1.5	1.3
	パン粉	10	37	1.5	0.7
	サラダ油(吸油量)	17	157	0	17.0
	とんかつソース	10	13	0.1	Tr
付けあわせ	キャベツ	30	7	0.4	0.1
	にんじん	5	2	Tr	Tr
	パセリ	2	1	0.1	Tr
	マヨネーズ	10	70	0.2	7.5
	合計		669	25.9	50.4

＜作り方＞

①おろししょうが，しょうゆ，酒，みりんを合わせて調味液をつくる．
②豚肉を調味液にひたす．
③キャベツ，にんじんを千切りにする．
④フライパンでサラダ油を熱し，②を両面中火で焼く．
⑤器に③，④を盛り付け，パセリとマヨネーズを添える．

＜作り方＞

①豚肉に，塩・コショウをまぶす．
②2つ折りにしたスライスチーズ1枚を①の豚肉2枚の間にはさみ，薄力粉をまぶす．
③②に卵をからめ，パン粉をまぶし，180℃に熱したサラダ油でキツネ色に揚げる．
④キャベツ，にんじんを千切りにする．
⑤器に③，④を盛り付け，マヨネーズとパセリを添え，カツレツにとんかつソースをかける．

　「揚げる」という調理法が，摂取エネルギー量を上げるために有用であることは理解しやすい．衣はより厚いほうが吸油率が高いことも調理を説明する際に付け加えたい．ここでは，「揚げる」だけでなくチーズを肉の間にはさみ込むことにより，より摂取エネルギー量を増加させた．

2. COPD患者のためのメニュー例

基本形

五目豆

食品名	重量(g)	エネルギー(kcal)	タンパク質(g)	脂質(g)
水煮大豆	30	54	4.8	2.7
干ししいたけ	3	5	0.6	0.1
ごぼう	10	7	0.2	Tr
にんじん	20	7	0.1	Tr
こんぶ	2	3	0.2	Tr
だし汁	40	1	0.1	0
しょうゆ	6	4	0.5	0
砂糖	3	12	0	0
みりん	2	5	Tr	Tr
合計		98	6.5	2.8

＜作り方＞
① 干ししいたけは水で戻しておく．
② ①，ごぼう，にんじんは，大豆の大きさに合わせてさいの目に切る．
③ こんぶは表面を乾いた布で拭き，1cm角に切りそろえる．
④ だし汁にしょうゆ，砂糖，みりん，大豆，②，③を加え，強火で煮込む．沸騰したら中火にして，さらに20分程度煮込む．
⑤ こんぶのやわらかさを確認し，まだ硬いようであれば弱火にして，さらに煮込む．

変化形

かぼちゃと大豆のサラダ

食品名	重量(g)	エネルギー(kcal)	タンパク質(g)	脂質(g)
かぼちゃ	45	41	0.9	0.1
水煮大豆	20	36	3.2	1.8
玉ねぎ	5	2	0.1	Tr
キュウリ	10	1	0.1	Tr
卵	20	30	2.5	2.1
マヨネーズ	6	42	0.1	4.5
ヨーグルト(全脂無糖)	4	2	0.1	0.1
塩・コショウ	0.3	0	0	0
サラダ菜	5	1	0.1	Tr
合計		155	7.1	8.6

＜作り方＞
① かぼちゃを1～1.5cm角に切り(皮が気になる場合はむく)，ゆでる．
② 玉ねぎはみじん切りにし，水にさらして絞る．
③ キュウリは小口切りにし，軽く塩もみしてから，水で洗い流す．
④ 卵は，固ゆでにして，みじん切りにする．
⑤ ①～④と大豆に，マヨネーズ，ヨーグルトを加えて混ぜ，塩・コショウで味を調える．
⑥ 器にサラダ菜をしき，⑤を盛り付ける．

高齢のCOPD患者の場合，焼き魚，煮物，刺身，漬けものなど，食べ慣れた和食を好み，食材の使用法も限定されることも多い．大豆は煮豆以外に使わないという家庭も多いが，このようなサラダを提案するのも一案である．味付けは，砂糖を加えるなどして甘味を強調してもよい．

基本形

● ほうれん草のおひたし ●

食品名	重量(g)	エネルギー(kcal)	タンパク質(g)	脂質(g)
ほうれん草	50	10	1.1	0.2
しょうゆ	4	3	0.3	0
糸かつお	0.5	2	0.4	Tr
合計		15	1.8	0.2

＜作り方＞
① ほうれん草は多めのお湯でゆで，冷水にとる．
② ①の水気を絞って，5cm程度の長さに切りそろえる．
③ 器に盛り付け，糸かつおとしょうゆを添える．

変化形

● エビとほうれん草のソテー ●

食品名	重量(g)	エネルギー(kcal)	タンパク質(g)	脂質(g)
エビ	30	29	6.5	0.1
ほうれん草	50	10	1.1	0.2
酒	4	4	Tr	Tr
塩	0.1	0	0	0
サラダ油	2	18	0	2.0
卵	20	30	2.5	2.1
塩・コショウ	0.3	0	0	0
砂糖	1	4	0	0
マヨネーズ	1.2	8	Tr	0.9
合計		103	10.1	5.3

＜作り方＞
① ほうれん草は硬めにゆでて水気を絞り，5cm程度の長さに切りそろえておく．
② エビは背ワタをとって1/2の長さに切り，酒と塩をふり，なじませておく．
③ フライパンでサラダ油を温め，といた卵を手早く炒め，フライパンから取り出す．
④ ③のフライパンに，①と②を入れ，塩・コショウ，砂糖，マヨネーズを加え，手早く炒める．
⑤ エビに火が通ったら，③の卵をフライパンに戻して軽く炒める．

「炒める」という調理法は，調理時間が短く，多くの食材を手軽に盛り込むことができる．その際，必ず油を用いて，加える材料としてタンパク質含有量の多いもの使うとよい．ここでは，おひたしを「炒める」ことで，摂取エネルギー量を増加させた．

2. COPD患者のためのメニュー例 付録

間食

	エネルギー (kcal)		エネルギー (kcal)	増加分 (kcal)
りんご	81	フルーツヨーグルト	216	**135**

基本形 ● りんご ●

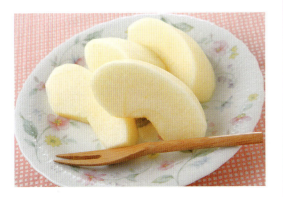

食品名	重量 (g)	エネルギー (kcal)	タンパク質 (g)	脂質 (g)
りんご	150	81	0.3	0.2
合計		81	0.3	0.2

変化形 ● フルーツヨーグルト ●

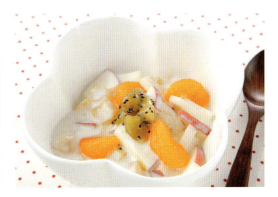

食品名	重量 (g)	エネルギー (kcal)	タンパク質 (g)	脂質 (g)
桃（缶づめ）	35	30	0.2	Tr
りんご	50	27	0.1	0.1
みかん（缶づめ）	20	13	0.1	Tr
レモン汁	5	1	Tr	Tr
ヨーグルト（全脂無糖）	100	62	3.6	3.0
はちみつ	21	62	Tr	0
キウイジャム	14	21	0.1	Tr
合計		216	4.1	3.1

＜作り方＞

①桃は1.5cm角に切り，りんごは小さめの薄切りにする．
②①とみかんを混ぜ，レモン汁をふりかけておく．
③ヨーグルト，はちみつ，②を混ぜ，キウイジャムを添える．

　乳製品は，タンパク質含有量も多く，さまざまな材料と組み合わせやすいことから，摂取エネルギー量を増加する際に非常に有用である．ここでは，あえて缶づめの果物を用いることで，より摂取エネルギー量を増やしている．

夕食

基本形

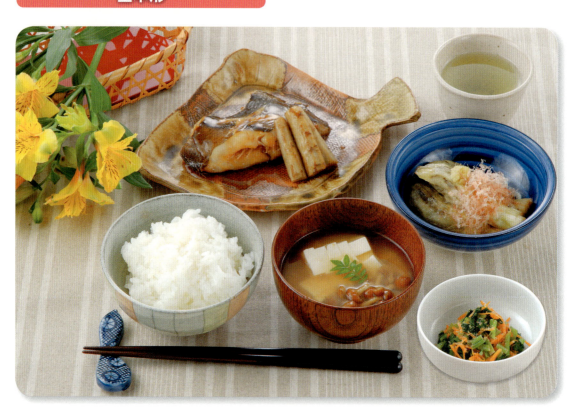

基本形の献立

		エネルギー(kcal)
主食	ごはん	336
汁	豆腐となめこのみそ汁	51
主菜	カレイの煮付け	102
副菜	焼きなす	33
副々菜	小松菜とにんじんのゴマ和え	48
	エネルギーの合計	570

変化形の献立

		エネルギー(kcal)	増加分(kcal)
主食	牛肉とレタスのチャーハン	552	216
汁	かきたまスープ	75	24
主菜	カレイの野菜あんかけ	352	250
副菜	なすの南蛮漬け	252	219
副々菜	小松菜のオイスターソース炒め	138	91
	エネルギーの合計	1,369	800

2.COPD患者のためのメニュー例 付録

変化形

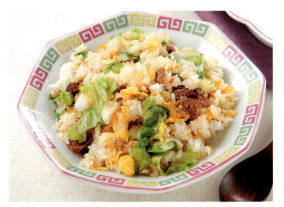
牛肉とレタスのチャーハン

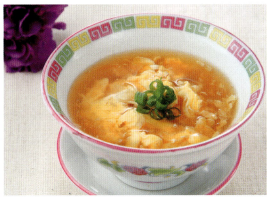
かきたまスープ

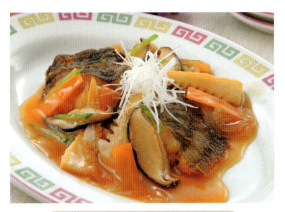
カレイの野菜あんかけ

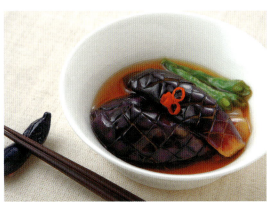
なすの南蛮漬け

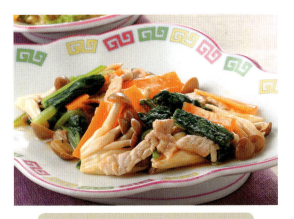
小松菜のオイスターソース炒め

基本形

● ごはん ●

食品名	重量 (g)	エネルギー (kcal)	タンパク質 (g)	脂質 (g)
米飯	200	336	5.0	0.6
合計		336	5.0	0.6

変化形

● 牛肉とレタスのチャーハン ●

食品名	重量 (g)	エネルギー (kcal)	タンパク質 (g)	脂質 (g)
米飯	200	336	5.0	0.6
牛肉（もも）	20	53	3.6	4.0
レタス	50	6	0.3	0.1
長ねぎ	10	3	0.1	Tr
サラダ油	10	92	0	10.0
卵	40	60	4.9	4.1
しょうゆ	2	1	0.2	0
オイスターソース	1	1	0.1	Tr
塩・コショウ	0.3	0	0	0
合計		552	14.2	18.8

＜作り方＞
① 牛肉は小さめに，レタスはあらく刻み，長ねぎはみじん切りにする．
② フライパンに半量のサラダ油を入れて温め，といた卵を軽く炒めて取り出す．
③ ②のフライパンに，残りのサラダ油を入れて牛肉を炒める．
④ ③に長ねぎを加えて炒め，米飯を加えて軽く炒め，②の卵を加えて手早く炒める．
⑤ ④が全体に混ざったところでレタスを加えて軽く炒め，鍋肌からしょうゆ，オイスターソースを加え，塩・コショウで味を調える．

米飯に油やタンパク質の素材を加えることで摂取エネルギー量を増加させたものである．この1品だけでも十分にエネルギーを摂取できるように，あえて肉・卵などを加え，ボリューム感を出して提案した．レタスのシャキッとした食感を残すことで，食べやすい仕上がりとなる．

2. COPD患者のためのメニュー例 付録

基本形

● 豆腐となめこのみそ汁 ●

食品名	重量(g)	エネルギー(kcal)	タンパク質(g)	脂質(g)
なめこ	20	3	0.3	Tr
絹ごし豆腐	40	22	2.0	1.2
だし汁	150	3	0.4	Tr
淡色辛みそ	12	23	1.5	0.7
木の芽	0.2	Tr	Tr	Tr
合計		51	4.2	1.9

<作り方>
①なめこは軽く水あらいしてザルにあげておく.
②絹ごし豆腐は食べやすい大きさに切る.
③だし汁を温め,淡色辛みそをとき,①,②を加えて,さらに温める.
④③の上に木の芽を飾る.

変化形

● かきたまスープ ●

食品名	重量(g)	エネルギー(kcal)	タンパク質(g)	脂質(g)
卵	20	30	2.5	2.1
万能ねぎ	1	0	Tr	Tr
はるさめ	3	10	Tr	Tr
でんぷん	3	10	Tr	Tr
水	150	0	0	0
中華だし	2.5	5	0.6	0.1
酒	5	5	Tr	Tr
しょうゆ	6	4	0.5	0
穀物酢	6	2	Tr	0
ゴマ油	1	9	0	1.0
塩・コショウ	0.1	0	0	0
合計		75	3.6	3.2

<作り方>
①万能ねぎを小口切りにする.
②はるさめをゆでて,半分の長さに切る.
③でんぷんを少量の水(分量外)に浸しておく.
④湯をわかし,中華だし,酒,しょうゆ,②を加える.
⑤④に③を加え,とろみがついたら混ぜながらといた卵を少しずつ加える.
⑥⑤に穀物酢とゴマ油を加え,塩・コショウで味を調える.
⑦①を加えて盛り付ける.

　汁物のエネルギーを増加させる方法として,油,卵,はるさめなどを加える.とろみを付けて,油を用いているため,油っこい印象があるが,酢を用いて口あたりをさっぱりさせることで,飲みやすくなる.また酢を用いることで,食欲を増進させる効果も期待できる.

基本形

● カレイの煮付け ●

食品名	重量(g)	エネルギー(kcal)	タンパク質(g)	脂質(g)
マガレイ(140g)	70	67	13.7	0.9
しょうが	10	3	0.1	Tr
ごぼう	20	13	0.4	Tr
砂糖	3	12	0	0
しょうゆ	6	4	0.5	0
酒	2.5	3	Tr	Tr
水	60	0	0	0
合計		102	14.7	0.9

〈作り方〉
① しょうがの半量を薄切りにし，残りの半量を針しょうがにする．ごぼうは5cmの長さにし，縦半分に切る．
② マガレイは下処理をして(エラをはずす，うろこを取る，水洗いをするなど)，水気をよく拭き取る．
③ 浅い鍋に，水と砂糖，しょうゆ，酒を合わせ，火にかける．
④ ③が煮立ったら薄切りしょうがを並べ，その上にマガレイをのせ，まわりにごぼうを置いて落し蓋をし，中火で10〜15分煮る．
⑤ ④を器に盛り，針しょうがを飾る．

「揚げもの」は，衣をより厚くすると吸油率が多くなり，摂取エネルギー量をより高めることができる．一方で，油っこさは食欲の減退している患者は好まないという難点があるため，それを軽減するために味付けの工夫を行う．

変化形

● カレイの野菜あんかけ ●

食品名	重量(g)	エネルギー(kcal)	タンパク質(g)	脂質(g)
マガレイ(140g)	70	67	13.7	0.9
薄力粉	14	52	1.1	0.2
サラダ油(吸油量)	14	129	0	14.0
たけのこ	10	3	0.4	Tr
にんじん	10	4	0.1	Tr
玉ねぎ	40	15	0.4	Tr
生しいたけ	10	2	0.2	Tr
さやえんどう	5	2	0.2	Tr
でんぷん	3	10	Tr	Tr
水(でんぷん用)	10	0	0	0
サラダ油	4	37	0	4.0
おろししょうが	1	0	Tr	Tr
おろしにんにく	1	2	0.1	Tr
水	60	0	0	0
しょうゆ	12	9	0.9	0
穀物酢	8	2	Tr	0
砂糖	4	15	0	0
中華だし	1	2	0.2	Tr
長ねぎ	10	3	0.1	Tr
合計		352	17.4	19.1

〈作り方〉
① マガレイは下処理をして(エラをはずす，うろこを取る，水洗いをするなど)，水気をよく拭き取り，表面に十字の切り目を入れ，薄力粉をまんべんなくまぶす．
② サラダ油を170℃に熱し，①の下皮を上にして揚げる．表面がやや固まったら裏返し，少し火を弱めて4〜5分揚げる．
③ さらに180℃に温度を上げて1分程度揚げ，よく油をきって，器に盛り付ける．
④ たけのこ，にんじんは長さ4cm・幅1cmの薄切り，玉ねぎ，生しいたけは薄切りにする．
⑤ さやえんどうは下ゆでし，斜め半分に切る．
⑥ でんぷんを少量の水に浸しておく．
⑦ サラダ油をフライパンで熱して，おろしにんにくとおろししょうがを加えて炒める．
⑧ ⑦の香りが出たら，④を加えて強火で炒める．
⑨ ⑧に水，しょうゆ，砂糖，穀物酢，中華だしを加え，⑥でとろみをつけ，さやえんどうを加える．
⑩ ③の上から⑨と白髪ねぎを盛り付ける．

2. COPD患者のためのメニュー例 付録

基本形

● 焼きなす ●

食品名	重量(g)	エネルギー(kcal)	タンパク質(g)	脂質(g)
なす	100	22	1.1	0.1
おろししょうが	2	1	Tr	Tr
糸かつお	2	7	1.5	0.1
しょうゆ	4	3	0.3	0
合計		33	2.9	0.2

<作り方>

①なすは縦に切り目を入れ，グリルやオーブントースターなどで，15〜20分程度焼く．

②なすに火が通ったら，皮をむき，縦5mm幅に切る．

③なすを器に盛り付け，おろししょうがと糸かつおを添え，しょうゆをかける．

変化形

● なすの南蛮漬け ●

食品名	重量(g)	エネルギー(kcal)	タンパク質(g)	脂質(g)
なす	100	22	1.1	0.1
とうがらし	2	Tr	Tr	Tr
さやいんげん	6	1	0.1	Tr
穀物酢	50	13	0.1	0
砂糖	9	35	0	0
だし汁	50	1	0.1	Tr
酒	4	4	Tr	Tr
しょうゆ	12	9	0.9	0
おろししょうが	2	1	Tr	Tr
サラダ油(吸油量)	18	166	0	18.0
合計		252	2.3	18.1

<作り方>

①なすは縦半分に切り，飾り包丁を入れる．とうがらしは種を取り，小口切りにする．さやいんげんは半分に切る．

②穀物酢，砂糖，だし汁，酒，しょうゆを合わせてひと煮立ちさせ，おろししょうがととうがらしを加える．

③サラダ油を160℃に熱し，なすとさやいんげんを揚げる．

④なす，さやいんげんに火が通ったら，②に漬ける．

⑤荒熱をとってから冷蔵庫で冷やす．

　なすは，素材そのものの吸油率が高い．炒めものでもその力は十分に発揮できるが，揚げることによってさらにその効果は高まる．温度や味付け，付けあわせの工夫によりさっぱりとした料理に仕上げるとよい．

基本形

● 小松菜とにんじんのゴマ和え ●

食品名	重量(g)	エネルギー(kcal)	タンパク質(g)	脂質(g)
小松菜	50	7	0.8	0.1
にんじん	15	6	0.1	Tr
すりゴマ	4	24	0.8	2.2
砂糖	2	8	0	0
しょうゆ	4.5	3	0.3	0
だし汁	2	0	Tr	Tr
合計		48	2.0	2.3

＜作り方＞

① 小松菜はゆでて3～4cmの長さに切る.

② にんじんは長さ3～4cm，幅2～3mmの千切りにし，ゆでる.

③ すりゴマ，砂糖，しょうゆ，だし汁を合わせ，①，②を和える.

変化形

● 小松菜のオイスターソース炒め ●

食品名	重量(g)	エネルギー(kcal)	タンパク質(g)	脂質(g)
小松菜	50	7	0.8	0.1
にんじん	15	6	0.1	Tr
しめじ	20	3	0.5	0.1
豚肉(肩薄切り)	20	43	3.7	2.9
しょうが	2	1	Tr	Tr
オイスターソース	4	4	0.3	Tr
しょうゆ	1	1	0.1	0
酒	5	5	Tr	Tr
水	50	0	0	0
中華だし	1	2	0.2	Tr
でんぷん	3	10	Tr	Tr
水(でんぷん用)	10	0	0	0
サラダ油	6	55	0	6.0
穀物酢	4	1	Tr	00
合計		138	5.7	9.1

＜作り方＞

① 小松菜はゆでて3～4cmの長さに切る.

② にんじんは長さ3～4cm，幅1cmの薄切りにし，しめじは石づきをとって小房に分ける.

③ 湯をわかし，②を1分程度下ゆでする.

④ 豚肉は一口大に切り，しょうがはみじん切りにする.

⑤ オイスターソース，しょうゆ，酒，水，中華だしを合わせておく.

⑥ でんぷんを少量の水に浸しておく.

⑦ サラダ油をフライパンで熱してしょうがを炒め，香りが出たところで豚肉を炒める.

⑧ ⑦の豚肉の色が変わったところで①，③を加えて炒め，⑤を加える.

⑨ ⑤が全体にいきわたったところで酢を加え，⑥でとろみを付ける.

ゴマやピーナッツなどの種実類は脂質含有量が高い．ゴマ和えは，たっぷりのゴマと砂糖を使って摂取エネルギー量を増加させる．脂身の多い豚肉を用い，炒め油も多めに使用するが，しょうがと酸味をきかせたあん仕立てにするとさっぱりとして食べやすい．

2. COPD患者のためのメニュー例 付録

その他のメニュー

基本形の献立

		エネルギー (kcal)
主菜	マグロの刺身	115
主菜	サケの塩焼き	139
主菜	照り焼きチキン	371
主食	梅がゆ	153
主食	スパゲッティナポリタン	551

変化形の献立

		エネルギー (kcal)	増加分 (kcal)
主菜	マグロのカルパッチョ	219	104
主菜	サケのピカタ	360	221
主菜	チキンマカロニグラタン	504	133
主食	中華がゆ	285	132
主食	クリーミースパゲッティナポリタン	681	130

基本形

● マグロの刺身 ●

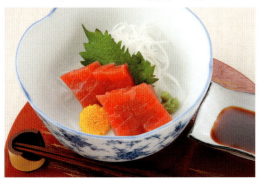

献立名	食品名	重量 (g)	エネルギー (kcal)	タンパク質 (g)	脂質 (g)
刺身	クロマグロ (赤身)	80	100	21.1	1.1
マグロの	ワサビ	3	8	0.1	0.3
	しょうゆ	5	4	0.4	0
付けあわせ	大根	15	3	0.1	Tr
	大葉	0.5	Tr	Tr	Tr
	小菊	2	Tr	Tr	Tr
	合計		115	21.7	1.4

　刺身を好む患者には，マヨネーズを付けて食べるカルパッチョを勧めたい．マヨネーズをそのまま付けてもよいが，しょうゆ味のドレッシングとマヨネーズを合わせてしょうゆ風味のマヨネーズソースをつくってかけるのもよい．調理時間がほとんどかからず，手軽につくれる利点もある．

変化形

● マグロのカルパッチョ ●

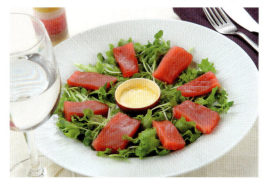

食品名	重量 (g)	エネルギー (kcal)	タンパク質 (g)	脂質 (g)
クロマグロ (赤身)	80	100	21.1	1.1
ドレッシング	20	42	0.2	3.8
リーフレタス	30	5	0.4	Tr
かいわれ大根	10	2	0.2	0.1
マヨネーズ	10	70	0.2	7.5
合計		219	22.1	12.5

＜作り方＞
① クロマグロを食べやすい大きさに切り，ドレッシングで和える．
② 器にリーフレタスとかいわれ大根をしき，①を並べてマヨネーズを添える．

基本形

● サケの塩焼き ●

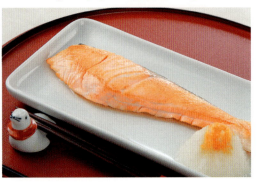

食品名	重量(g)	エネルギー(kcal)	タンパク質(g)	脂質(g)
サケ	100	133	22.3	4.1
塩	1	0	0	0
大根おろし	30	5	0.1	Tr
しょうゆ	2	1	0.2	0
合計		139	22.6	4.1

＜作り方＞
① サケの切り身に塩をふり，焼く．
② ①を器に盛り付け，大根おろしとしょうゆを添える．

> 衣を付けて焼く場合，揚げるほどではないが，そのままの状態で焼くよりも油を吸収させることができる．その際，衣を厚くすることでより吸油率が高くなる．ここで紹介したピカタの調理法では卵も使用し，摂取エネルギー量も増やすことができる．

変化形

● サケのピカタ ●

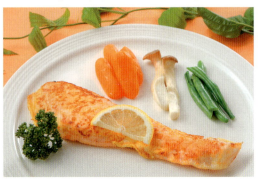

献立名	食品名	重量(g)	エネルギー(kcal)	タンパク質(g)	脂質(g)
サケのピカタ	サケ	100	133	22.3	4.1
	塩・コショウ	1	0	0	0
	薄力粉	8	29	0.6	0.1
	卵	25	38	3.1	2.6
	パルメザンチーズ	3	14	1.3	0.9
	牛乳	15	10	0.5	0.6
	サラダ油	8	74	0	8.0
付けあわせ	にんじん	30	11	0.2	Tr
	砂糖	2	8	0	0
	バター	2	15	Tr	1.6
	塩	0.1	0	0	0
	エリンギ	10	2	0.4	0.1
	塩・コショウ	0.1	0	0	0
	サラダ油	2	18	0	2.0
	さやいんげん	12	3	0.2	Tr
	塩	0.1	0	0	0
	パセリ	4	2	0.1	Tr
	レモン(薄切り)	5	3	Tr	Tr
	合計		360	28.7	20.0

＜作り方＞
① サケの切り身は水気をよく拭き取り，塩・コショウをふりかけ，薄力粉をまぶす．
② 卵にパルメザンチーズ，牛乳を加えてよく混ぜ合わせる．
③ サラダ油をフライパンで熱し，②に①をくぐらせてから，片面ずつ焼き，盛り付ける．
④ ③に，にんじんのグラッセ，エリンギ・さやいんげんのソテー，パセリ，レモンを添える．

2. COPD患者のためのメニュー例 付録

基本形

● 照り焼きチキン ●

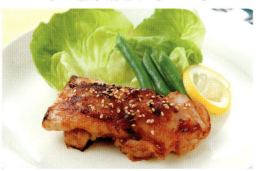

献立名	食品名	重量(g)	エネルギー(kcal)	タンパク質(g)	脂質(g)
照り焼きチキン	鶏肉(もも皮付き)	100	200	16.2	14.0
	でんぷん	9	30	Tr	Tr
	サラダ油	8	74	0	8.0
	しょうゆ	6	4	0.5	0
	酒	5	5	Tr	Tr
	みりん	6	14	Tr	Tr
	砂糖	3	12	0	0
	いりゴマ	0.5	3	0.1	0.3
付けあわせ	さやいんげん	20	5	0.4	Tr
	サラダ油	2	18	0	2.0
	塩・コショウ	0.2	0	0	0
	サラダ菜	8	1	0.1	Tr
	レモン(薄切り)	10	5	0.1	0.1
	合計		371	17.4	24.4

＜作り方＞

① 鶏肉は水気を拭き取り,でんぷんをまぶす.
② サラダ油をフライパンで熱し,鶏肉の皮を下にして中火で焼く.
③ ②の焼き色が付いたら,裏返して火を弱め,じっくり焼く.
④ しょうゆ,酒,みりん,砂糖を合わせる.
⑤ ③に火が通ったら,火力を強めて④を加え,手早く水気を飛ばしながら,両面に調味料をからめる.
⑥ 器にサラダ菜をしき,⑤を盛り,いりゴマを飾る.
⑦ さやいんげんのソテーとサラダ菜,レモンを添える.

変化形

● チキンマカロニグラタン ●

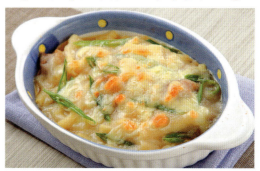

食品名	重量(g)	エネルギー(kcal)	タンパク質(g)	脂質(g)
マカロニ(乾)	20	76	2.6	0.4
さやいんげん	20	5	0.4	Tr
塩	0.4	0	0	0
鶏肉(もも皮付き)	60	120	9.7	8.4
玉ねぎ	50	19	0.5	0.1
バター	10	75	0.1	8.1
牛乳	105	70	3.5	4.0
シチューの素	25	108	2.3	4.3
コショウ	0.1	0	0	0
プロセスチーズ	9	31	2.0	2.3
合計		504	21.1	27.6

＜作り方＞

① マカロニとさやいんげんをそれぞれ塩ゆでする.
② 鶏肉は水気を拭き取り,一口大に切る.
③ 玉ねぎは薄切りにし,さやいんげんは斜め細切りにする.
④ バターで玉ねぎを炒め,しんなりしたら鶏肉を加えて炒め,火が通ったら,鍋から取り出す.
⑤ ④の鍋に牛乳とシチューの素を入れてよく煮とかし,とろみが強いと感じる程度に煮詰めて,④の材料を加え,コショウで味を調える.
⑥ 鍋を火からおろし,マカロニ,さやいんげんを加えて混ぜ,器に盛り付ける.
⑦ プロセスチーズを細切りにし,⑥の上に並べる.
⑧ ⑦をオーブントースターで5～6分焼き,焦げ目を付ける.

　ルーを使う料理は,摂取エネルギー量を増やしやすく,患者が高齢の場合も好まれやすい.また,カレーやシチューは味が濃く,食欲不振の際にも食べやすい.

基本形

● 梅がゆ ●

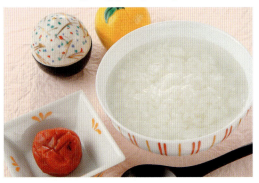

食品名	重量(g)	エネルギー(kcal)	タンパク質(g)	脂質(g)
精白米	40	142	2.4	0.4
水	400	0	0	0
梅漬け	20	11	0.3	0.1
合計		153	2.7	0.5

変化形

● 中華がゆ ●

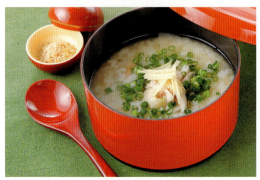

食品名	重量(g)	エネルギー(kcal)	タンパク質(g)	脂質(g)
精白米	40	142	2.4	0.4
水	400	0	0	0
ホタテ干し貝柱	5	16	3.3	0.1
鶏肉(手羽)	50	106	8.8	7.3
万能ねぎ	5	1	0.1	Tr
しょうが	2	1	Tr	Tr
ゴマ油	2	18	0	2.0
しょうゆ	2	1	0.2	0
塩	0.5	0	0	0
合計		285	14.8	9.8

＜作り方＞

①ホタテ干し貝柱を少量のぬるま湯(分量外)で戻し，細かく割いておく．
②洗った精白米と鶏肉，①を鍋に入れ，水を注いで火にかける．
③②が沸騰したら中火にし，20分程度煮込む．
④万能ねぎは小口切りにし，しょうがは針しょうがにする．
⑤③から鶏肉を取り出し，骨から肉をはずして小さく割き，鍋に戻す．
⑥⑤にゴマ油，しょうゆ，塩を入れて味を調え，器に盛り付ける．
⑦⑥に④を添える．

かゆは高齢の患者に受け入れやすい料理である．普通の和風のかゆでは摂取エネルギー量は少ないが，ここで示したように，肉と油を用いた中華がゆにすると，摂取エネルギー量を無理なく増大することができる．

2. COPD患者のためのメニュー例 付録

基本形

● スパゲッティナポリタン ●

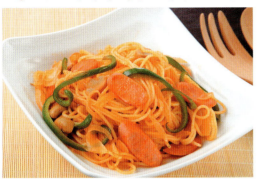

食品名	重量(g)	エネルギー(kcal)	タンパク質(g)	脂質(g)
スパゲッティ(乾)	75	284	9.8	1.7
ウインナーソーセージ	40	128	5.3	11.4
玉ねぎ	60	22	0.6	0.1
ピーマン	15	3	0.1	Tr
マッシュルーム(缶づめ)	20	3	0.7	Tr
バター	10	75	0.1	8.1
塩・コショウ	1	0	0	0
トマトケチャップ	30	36	0.5	Tr
合計		551	17.1	21.3

＜作り方＞
① スパゲッティをゆでる．
② ウインナーソーセージは厚めの小口切り，玉ねぎは薄切り，ピーマンは細切り，マッシュルームは4等分程度の厚さに切る．
③ バターをフライパンで熱して玉ねぎを炒め，しんなりしてきたら，①と②の残りの材料を加えて炒める．
④ 全体にバターが回ったら，塩・コショウ，トマトケチャップで味を整える．

変化形

● クリーミースパゲッティナポリタン ●

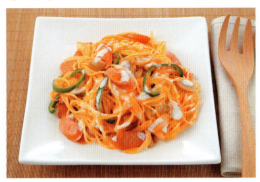

食品名	重量(g)	エネルギー(kcal)	タンパク質(g)	脂質(g)
スパゲッティ(乾)	75	284	9.8	1.7
ウインナーソーセージ	40	128	5.3	11.4
玉ねぎ	60	22	0.6	0.1
ピーマン	15	3	0.1	Tr
マッシュルーム(缶づめ)	20	3	0.7	Tr
バター	10	75	0.1	8.1
塩・コショウ	1	0	0	0
トマトケチャップ	30	36	0.5	Tr
生クリーム	30	130	0.6	13.5
合計		681	17.7	34.8

＜作り方＞
① スパゲッティをゆでる．
② ウインナーソーセージは厚めの小口切り，玉ねぎは薄切り，ピーマンは細切り，マッシュルームは4等分程度の厚さに切る．
③ バターをフライパンで熱して玉ねぎを炒め，しんなりしてきたら①と②の残りの材料を加えて炒める．
④ 全体にバターが回ったら，塩・コショウ，トマトケチャップで味を整える．
⑤ 火を止めてから生クリームを加えて全体に混ぜる（器に盛り付けた後，さらに生クリーム〈分量外〉を飾るとなおよい）．

スパゲッティナポリタンは，塩味の強い，はっきりとしたトマトケチャップ味の，非常にポピュラーな洋食であるため，高齢の患者でも好んで食べる人が多い．生クリームを加えるだけで，摂取エネルギー量を増加できるうえ，口あたりがやわらかくやさしい味に仕上がる．

提案メニュー

		エネルギー(kcal)
惣菜	里いもコロッケ	473
惣菜	チーズコロッケ	619

		エネルギー(kcal)
間食	チーズドーナッツ	243
間食	アップルパイ	410
間食	カスタードパイ	583
間食	アイソトニックゼリー	62

惣菜

● 里いもコロッケ ●

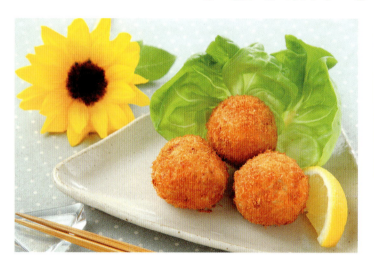

冷凍の里いもをベースに，一般的なコロッケの材料でつくる．カレー粉や砂糖などを入れると，菓子感覚の惣菜になり，また，ポテトチップスを砕いて入れても変わった食感が楽しめてよい．さまざまなアレンジが可能な料理である．

献立名	食品名	重量(g)	エネルギー(kcal)	タンパク質(g)	脂質(g)
里いもコロッケ	里いも(冷凍)	100	72	2.2	0.1
	玉ねぎ	30	11	0.3	Tr
	サラダ油	2	18	0	2.0
	豚肉(ひき肉)	20	44	3.7	3.0
	塩・コショウ	1	0	0	0
	薄力粉	16	59	1.3	0.3
	卵	25	38	3.1	2.6
	パン粉	6	22	0.9	0.4
	サラダ油(吸油量)	22	203	0	22.0
付けあわせ	サラダ菜	8	1	0.1	Tr
	レモン	10	5	0.1	0.1
	合計		473	11.7	30.5

＜作り方＞

① 里いもをゆで，熱いうちにつぶす（荒くつぶしたほうが食感が残ってよい）．

② 玉ねぎをみじん切りする．サラダ油をフライパンで熱して，玉ねぎをしんなりするまで炒め，豚肉を加えて，塩・コショウで味付けをしながらさらに炒める．

③ ①に②を加えよく混ぜ，一口サイズに丸く形を整える．

④ ③に薄力粉をまぶし，卵をくぐらせてパン粉を付ける．

⑤ 170℃に熱したサラダ油で転がすように揚げ，表面がキツネ色になったら盛り付け，サラダ菜とレモンを添える．

2. COPD患者のためのメニュー例 付録

惣菜

● チーズコロッケ ●

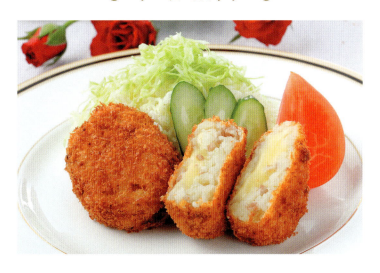

献立名	食品名	重量(g)	エネルギー(kcal)	タンパク質(g)	脂質(g)
チーズコロッケ	じゃがいも	100	76	1.6	0.1
	玉ねぎ	30	11	0.3	Tr
	豚肉(ひき肉)	20	44	3.7	3.0
	サラダ油	2	18	0	2.0
	塩・コショウ	1	0	0	0
	プロセスチーズ	40	136	9.1	10.4
	薄力粉	16	59	1.3	0.3
	卵	25	38	3.1	2.6
	パン粉	6	22	0.9	0.4
	サラダ油(吸油量)	22	203	0	22.0
付けあわせ	キャベツ	20	5	0.3	Tr
	キュウリ	10	1	0.1	Tr
	トマト	30	6	0.2	Tr
	合計		619	20.6	40.8

　じゃがいもコロッケにチーズをはさみ込むことで摂取エネルギー量の増加を図る．かぼちゃやさつまいもをベースにすると甘味のきいた懐かしい味わいになる．じゃがいもをつぶす際に生クリームやマヨネーズを加えると，ねっとりとした食感になり，さらに摂取エネルギー量を増やせる．

＜作り方＞
①じゃがいもをゆで，熱いうちにつぶす．
②玉ねぎをみじん切りにする．サラダ油をフライパンで熱して，玉ねぎをしんなりするまで炒め，豚肉を加えて塩・コショウで味付けをしながらさらに炒める．
③プロセスチーズを一口大に切り，2つに分けておく．
④①に②を加えよく混ぜ，2等分にし，それぞれ③を包むようにして形を整える．
⑤④に薄力粉をまぶし，卵をくぐらせてパン粉を付ける．
⑥170℃に熱したサラダ油でひっくり返しながら揚げ，表面がキツネ色になったら盛り付け，千切りにしたキャベツ，薄切りにしたキュウリ，くし型切りにしたトマトを添える．

間食
● チーズドーナッツ ●

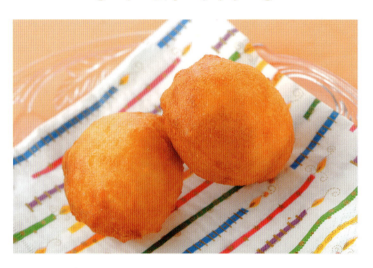

食品名	重量(g)	エネルギー(kcal)	タンパク質(g)	脂質(g)
ホットケーキミックス	25	95	1.8	1.1
パルメザンチーズ	10	48	4.4	3.1
卵	12.5	19	1.5	1.3
牛乳	10	7	0.3	0.4
サラダ油(吸油量)	8	74	0	8.0
合計		243	8.0	13.9

　チーズを加えて揚げることで摂取エネルギー量の増加を図る．好みによって，砂糖を加えるなどして甘味を強くする．ホットケーキミックスは，素材そのものの味と香りがしっかりしているため，牛乳の代わりに濃厚流動食などを加えてもおいしく，かつ高エネルギーに仕上げることができる．

＜作り方＞
① ホットケーキミックスにパルメザンチーズ，とき卵，牛乳を加えてよく混ぜる．
② 160℃に熱したサラダ油で①を揚げる（大きなスプーン2本を用いると，丸いドーナッツが簡単にできる）．

間食

● アップルパイ ●

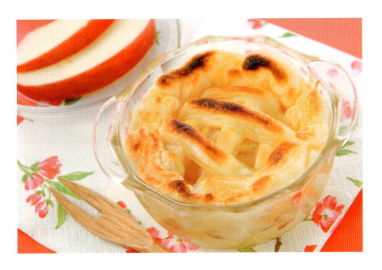

食品名	重量(g)	エネルギー(kcal)	タンパク質(g)	脂質(g)
パイシート(冷凍)	75	327	5.6	20.7
りんご	75	41	0.2	0.1
レモン汁	10	3	Tr	Tr
バター	2	15	Tr	1.6
砂糖	6	23	0	0
シナモン	0.2	1	Tr	Tr
合計		410	5.8	22.4

冷凍パイシートもホットケーキミックス同様，調理が非常に簡単で，菓子類だけでなく，肉や魚，野菜類など，包み込む材料によっては，惣菜としても使える便利な素材である．室温に戻してしまうと柔らかくなりすぎて扱いにくくなるため，半解凍程度にして，手早く扱うとよい．

＜作り方＞
① パイシートを，少し柔らかくなるまで冷蔵庫に置く．
② パイシートを倍の大きさになるまで打ち粉（薄力粉，分量外）をして伸ばす．
③ 器（ココット型など）にパイシートを伸ばし入れ，あまった部分を切り取る．
④ ③であまったパイシートを飾り用として長方形に切る．
⑤ りんごを薄切りにし，レモン汁をかけておく．バターを鍋で溶かし，りんご，砂糖，シナモンを加えて，薄茶色になるまで炒める．電子レンジを用いる場合には，りんごを薄切りにして耐熱皿に並べ，砂糖，バター，シナモンをふりかけ，ラップをふんわりかける．3分加熱した後，軽く混ぜ，さらに3分加熱する．
⑥ ③に⑤を入れ，④を飾り，オーブントースターで（オーブンの場合200℃程度で）10～15分焼き，焼き色が付いたら，できあがり．器を使わず，広げたパイシートでソテーしたりんごを包むようにしてもよい．

間食

● カスタードパイ ●

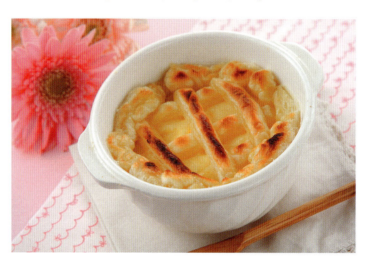

食品名	重量(g)	エネルギー(kcal)	タンパク質(g)	脂質(g)
冷凍パイシート	75	327	5.6	20.7
薄力粉	8	29	0.6	0.1
でんぷん	1.5	5	Tr	Tr
砂糖	18	69	0	0
牛乳	105	70	3.5	4.0
卵	25	38	3.1	2.6
バター	6	45	Tr	4.9
合計		583	12.8	32.3

カスタードクリームは，とても簡単に，短時間でつくることができて便利である．砂糖やバターを増やせば，摂取エネルギー量を簡単に増やすこともできる．好みに応じて，簡便に，多様な利用法ができて有用である．

＜作り方＞
① パイシートを，少し柔らかくなるまで冷蔵庫に置く．
② パイシートを倍の大きさになるまで打ち粉（薄力粉，分量外）をして伸ばす．
③ 器（ココット型など）にパイシートを伸ばし入れ，あまった部分を切り取る．
④ ③であまったパイシートを飾り用として長方形に切る．
⑤ 小さな鍋に薄力粉，でんぷん，砂糖，牛乳，とき卵，バターを入れ，弱火でよく攪拌しながら加熱し，とろみがついたら火を止める．
電子レンジを用いる場合には，深めの耐熱皿に，薄力粉，でんぷん，砂糖を入れて，そこへ大さじ3杯程度の牛乳を加えて，ダマができないようによく練る．とき卵と残りの牛乳を少しずつ加えてよく混ぜ，ラップをして電子レンジで2分加熱する．手早く混ぜて，さらに2分加熱し，とろみを確認してからバターを加える．
⑥ ③に⑤を注ぎ入れ，④を飾り，オーブントースターで（オーブンの場合200℃程度で）10～15分焼き，焼き色を付ける．

間食
● アイソトニックゼリー ●

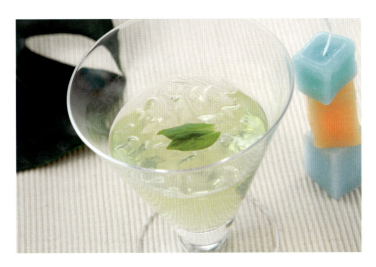

食品名	重量(g)	エネルギー(kcal)	タンパク質(g)	脂質(g)
アイソトニック飲料	200	54	0	0
レモン汁	5	1	Tr	Tr
顆粒ゼラチン	2	7	1.8	Tr
ミントの葉	少々	Tr	Tr	Tr
合計		62	1.8	0

アイソトニックゼリーは，高エネルギーとはいえないが，口あたりがさっぱりとして，食欲不振を訴える患者に受け入れられやすい．ここでは，さっぱり感を強くするためにレモン汁を加えたが，加えなくてもよい．甘味の強いものを好む患者の場合は，作り方①の段階で，砂糖を加えてもよい．

＜作り方＞
①アイソトニック飲料を電子レンジで1分加熱し，レモン汁と顆粒ゼラチンを加える（粉ゼラチンを使用する場合は，10gの水であらかじめふやかしておく）．
②バットに①を流し入れ，冷蔵庫で冷やす．
③②が固まったら，軽く混ぜながらグラスに注ぎ，ミントの葉を飾る．

索引

[記号・数字・欧文索引]

[記号]
％1秒量 23
％IBW 4, 122, 126
％VC 23
％肺活量 23
％標準体重 4, 122

[数字]
1 repetition maximum 104
1RM 104
1回換気量 17, 22
1回反復最大筋力 104
1秒率 23
1秒量 23
2週間入院プログラム 69
3・6・9の法則 26
6 minute-walk test 83
6MWT 83
6週間呼吸リハビリテーションプログラム 69
6分間歩行試験 45, 65, 83

[A]
AaDO$_2$ 25, 26
ABCDEバンドル 71
abdominal pad法 116
activities 86
acute respiratory distress syndrome 28, 55
ADLトレーニング 74, 119
Alb 29
albumin 29
ALS 42
amyotrophic lateral sclerosis 42
ARDS 28, 40, 55

[B]
barotorauma 41
bilevel positive airway pressure 41
BiPAP 41
Blinkman指数 77
body functions and structures 86
bucket-handle motion 79

[C]
CAT 77
C-reactive protein 29
chronic obstructive pulmonary disease 7, 17, 44
chronic respiratory disease questionnaire 85
CO$_2$ナルコーシス 37
continuous positive airway pressure 42
control ventilation 40
COPD 2, 7, 17, 44
COPD assessment test 77
COPD(慢性閉塞性肺疾患)診断と治療のためのガイドライン 2, 130
COPD患者の栄養障害 5
COPD在宅患者 143
COPD重症度分類 44
CPAP 42
CRP 29
CRQ 85
CT 30
C反応性蛋白 29

[D]
DLco 47
DMD 51
Duchenne muscular dystrophy 51
Duchenne型筋ジストロフィー 51

[E]
EPAP 41
ERV 22
EtCO$_2$ 51
expiratory positive airway pressure 41
expiratory reserve volume 22

[F]
FEV$_1$ 23
FEV$_1$% 23
FITT 101
Fletcher, Hugh-Jonesの分類 15
flow type 91
forced expiratory volume 1.0 23
forced expiratory volume 1.0% 23
FRC 23
functional residual capacity 22

[G]
Global Initiative for Chronic Obstructive Lung Disease 7, 44, 56, 130
GOLD 7, 44, 56, 130

[H]
health related quality of life 85
high intensity 101
HMV 40, 42
Hold & Relax法 87, 88
home mechanical ventilation 40, 42
home oxygen therapy 37, 63
HOT 37, 63, 86, 143, 144
HRmax 102
HRQOL 85
HRR法 102
huffing 98

[I]
ICF 86
incentive spirometry 90
inspiratory positive airway pressure 41
inspiratory reserve volume 22
International Classification of Functioning Disability and Health 86
interstitial pneumonia 46
IP 46
IPAP 41
IRV 22
IS 90

[K]
Karvonen法 102

[L]
low intensity 101
lung volumes 22
LV 22

[M]
MAC 52
maximal inspiratory pressure 86
mechanical inexsufflator 52
mechanically assisted coughing 52
MI-E 51, 100
mMRCの分類 14

modified British Medical Research Council	14	
[N]		
Nagasaki University respiratory ADL questionnaire	84	
noninvasive positive pressure ventilation	40	
NPPV	40, 51	
NRADL	84	
[O]		
O₂cascade	25	
O₂瀑布	25	
objective data assessment	123	
ODA	123	
[P]		
PaCO₂	25, 26	
PaO₂	2, 25, 26	
participation	86	
PCV	41	
peak flow	24	
PEEP	41	
PEM	5, 6	
PEmax	86	
PF	24	
PImax	86	
positive end expiratory pressure	41	
pressure	41	
pressure control ventilation	41	
pressure support	41	
pressure support ventilation	41	
protein-energy malnutrition	5	
PS	41	
PSV	41	
pump-hundle motion	79	
[R]		
REE	4	
residual volume	22	
respiratory rate	78	
resting energy expenditure	4	
RR	78	
RV	22	
[S]		
SaO₂	26	
SAS	40	
SGA	122	
SGRQ	85	
shuttle walking test	83	
Silvester法	91	
SIMV	41	
sleep apnea syndrome	40	

SLR	103	
SpO₂	26, 36	
springing	98	
squeezing	97	
St.George's respiratory questionnaire	85	
straight leg rising	103	
subjective global assessment	122	
support ventilation	40	
SWT	83	
synchronized intermittent mandatory ventilation	41	
[T]		
tidal volume	17, 22	
TPPV	42	
tracheostomy positive pressure ventilation	42	
TV	17, 22	
[V]		
VAP	42	
VAS	14	
VC	18, 23	
VCV	41	
ventilator-associated pneumonia	42	
visual analog scale	14	
vital capacity	18, 22	
volume	41	
volume control ventilation	41	
volume type	91	
VSV	41	

和文索引

[あ]

亜区域レベル	93
圧損傷	41
アルブミン	6, 7, 29, 122
安静時エネルギー消費量	4
安楽体位	87

[い]

息切れ	14, 77, 130
医師	55, 57
胃食道逆流現象	50
いびき様音	81, 83
医療面接	76
胃ろう	6
インセンティブ・スパイロメトリー	90

[う]

ウォーキング	115
運動耐容能	83, 130
運動療法	7, 55, 69, 74, 101, 131

[え]

エア・ブロンコグラム	30
栄養アセスメント	9, 122
栄養管理計画	134
栄養管理計画書	9, 134
栄養食事指導	7, 74, 138, 143
栄養スクリーニング	10
栄養投与経路の決定	132
栄養補助食品(剤)	137, 143, 149, 155
栄養療法	2, 61, 121, 130, 132, 135
エネルギー消費量	4, 134
エビデンスA	56
炎症性疾患	2, 5

[お]

横隔膜	16
横隔膜呼吸	88
横隔膜の平坦化	45

[か]

外肋間筋	16
化学的肺炎	50
過換気	26
下気道	18
学際的プログラム	54
拡散障害	26, 28, 47
喀痰調整薬	32
下肢挙上	103
荷重側肺障害	31, 96
活動	86
カフアシスト	100
換気血流比の不均等	27
環境整備	63
看護師	55, 57
間質性肺炎	46
患者指導	59
カンファレンス	57
管理栄養士	55, 57, 74

[き]

器械による咳介助	100
気管圧迫法	99
気管呼吸音	81, 82
気管支拡張薬	32
気管支呼吸音	81, 82
気管支喘息	47
気管切開	42
気管切開下人工呼吸療法	42
気管挿管	42
喫煙歴	77
気道	18
気道クリアランス法	74, 92
気道内圧振動器具	100
機能的残気量	23
客観的栄養アセスメント	123

吸気/呼気比	78
吸気筋	16, 17
吸気相気道内圧	41
吸気抵抗負荷呼吸法	116
吸気補助筋群	17, 18
急性呼吸窮(促)迫症候群	28, 55, 97
吸入気管支拡張薬	138
吸入ステロイド	32, 138
吸入曝露	2, 5
胸郭	16
胸郭可動域トレーニング	74, 91
胸骨の捻転	91
胸部単純X線写真	30
共鳴音	80
筋萎縮性側索硬化症	42, 51
筋力トレーニング	103

[く]

口すぼめ呼吸	89, 90
クワシオコル・マラスムス型PEM	6
クワシオコル型PEM	6

[け]

頸髄損傷	54
経腸栄養	132, 137
経腸栄養食品	138, 155
頸静脈怒張	45, 77
携帯用高圧酸素ボンベ	38
経皮的動脈血酸素飽和度	26
血液・尿・生化学検査	126, 127
肩甲骨下端皮下脂肪厚	126
健康に関連する生活の質	85
言語聴覚士	55

[こ]

高エネルギー	135, 136
高強度負荷	101
拘束性換気障害	23
高炭酸ガス血症	26
高タンパク質	135
高流量システム	36
高齢者の肺炎	6, 11
誤嚥性肺炎	6, 50
呼気筋	16
呼気終末陽圧	41, 42
呼気相気道内圧	41
呼気炭酸ガス濃度	51
呼吸音	81
呼吸介助	87
呼吸筋	16
呼吸筋トレーニング	74, 115
呼吸困難	3, 14, 84, 119
呼吸障害	2, 74, 86
呼吸数	78

呼吸調整	88
呼吸同調式デマンドバルブ	38
呼吸パターン	78
呼吸不全	2, 14
呼吸理学療法	74
呼吸リハビリテーション	3, 54
呼吸練習	74, 88, 90
国際ガイドライン	130
国際生活機能分類	86
混合性換気障害	23
コンディショニング	87
コンピュータ断層撮影検査	30
コンプライアンス	41

[さ]

細菌性肺炎	50
最大吸気圧	86
最大呼気圧	86
最大呼気流速	24
在宅呼吸ケア白書	43
在宅酸素療法	36, 63, 86, 143
在宅人工呼吸療法	40, 42
在宅プログラム	67, 117
作業療法士	55
参加	86
三角食べ	140
残気量	22
酸素解離曲線	26
酸素節約装置	38
酸素中毒	37
酸素分圧	2, 25
酸素療法	36

[し]

歯科医師	55
歯科衛生士	55
視覚的アナログスケール	14
自己管理	60
脂質とタンパク質	135
視診	77
持続的気道陽圧法	42
膝高	124
自転車エルゴメータ	115
死亡率	4
シムス位	93, 95
シャトル歩行試験	83
従圧式	41
従圧式調節呼吸	41
従圧式補助	41
従圧式補助呼吸	41
修正した排痰体位	93
柔軟性トレーニング	103
自由歩行	115
従量式	41
従量式調節呼吸	41

従量式補助呼吸	41
主観的包括的アセスメント	122
上気道	18
上腕筋面積	126
上腕三頭筋皮下脂肪厚	124, 126
上腕周囲	124, 127
食事調査	134
触診	78
食欲低下	3
シルエットサイン	30
シルベスター法	91
人工呼吸器	40
人工呼吸器関連肺炎	42
心身機能・身体構造	86
身体計測	124
身体所見	76
心理的サポート	62

[す]

水泡音	81, 82
睡眠時無呼吸症候群	40
スクイージング	97
ステロイド	32
ステート	83
ストレッチ	87, 91, 92
スプリンギング	98
すりガラス様陰影	47

[せ]

静音	80
声音振盪	79, 80
生化学検査	126, 127
生存率	4
生命予後	4
咳の介助法	98
摂食嚥下評価	132
セラバンド	115
セルフマネジメント教育	59
全身持久力トレーニング	101, 103
全身疲労	3
繊毛運動	92

[そ]

総合的栄養アセスメント	127
側彎	78
ソーシャルワーカー	55

[た]

体位ドレナージ	92
体位排痰法	18, 92
体温変化	11
体幹の捻転	91
大気圧	25
体脂肪率	126
代謝亢進状態	4

体重減少リスク	9
体重減少率	123
濁音	80
打診	80
タバコ	4, 5
痰	92
断続性ラ音	81

[ち]

チアノーゼ	77
窒素分圧	25
長時間作用型β₂刺激薬	32, 138
長時間作用型抗コリン薬	138
聴診	81
聴診器	83
調節換気	40
陳旧性肺結核	48

[て]

低栄養	7
低換気	26
低強度負荷	101
低炭酸ガス血症	26
低タンパク・低エネルギー栄養障害	5
低流量システム	36
ティルトアップ	93
笛様音	48, 81, 82
電動ローリングベッド	97
天然濃厚流動食	138

[と]

同期的間欠的強制換気	41
動脈血液ガス	2, 14, 25
動脈血酸素分圧	25
動脈血酸素飽和度	26
トランスサイレチン	29, 126
トランスフェリン	29, 127
努力性肺活量	23
トレッドミル	115
トロミ剤	6

[な]

内臓蛋白	29
ながいき呼吸体操	116

[に]

二酸化炭素分圧	25
二相性陽圧呼吸	41
日本呼吸器学会	122
入院患者に対する栄養療法	132
入浴動作	84, 120
尿検査	126, 127

[ね]

捻髪音	81, 82

[の]

脳性麻痺	54

[は]

肺音	81
肺拡散能	45, 47
肺活量	18, 22, 23
肺気腫	2, 44
肺気量分画	22
肺区域	18, 21
肺結核後遺症	6, 48
肺線維症	46
排痰法	74, 92
肺内シャントの増大	27
肺年齢	24
肺胞	18
肺胞気・動脈血酸素分圧較差	25
肺胞呼吸音	81, 82
肺胞低換気	26
肺葉分布	18
バケツの柄の動き	79
バチ指	77
発熱	11
鼻マスク	42
ハフィング	98
パルスオキシメーター	26
半消化態栄養食品(剤)	137, 138

[ひ]

ビア樽状	45
非侵襲的陽圧換気	40
必要エネルギー量	134
病歴聴取	76
ピークフローメータ	24, 48

[ふ]

フィードバック	67
フィジカルアセスメント	77, 128
フォローアップ	67
腹臥位	96
副雑音	81, 82
副腎皮質ホルモン	32
腹部重錘負荷法	116
負のスパイラル	67
フルフェイスマスク	42
プレアルブミン	29, 126
フローボリューム曲線	24
分圧	25
分食	138
粉末タイプ	137

[へ]

閉塞性換気障害	23

[ほ]

訪問栄養食事指導	145
訪問看護	68
補助換気	40
歩数計	115
ポンプの柄の動き	79
ホールドアンドリラックス法	87

[ま]

マクロライド系抗生物質	35
マッサージ	87
マラスムス型PEM	6
慢性気管支炎	2, 44
慢性呼吸不全	2, 3, 9, 55
慢性閉塞性肺疾患	2, 7, 17, 44
満腹感	3, 4

[も]

問診	77

[や]

薬剤師	55, 57

[ゆ]

有病率	4

[よ]

容量型	91
予測1秒量	23, 24
予測肺活量	23
予備吸気量	22
予備呼気量	22
予防的体位変換	96

[り]

理学療法士	55, 57
リザーバーシステム	36
リハビリテーション	3
流量型	91
リラクセーション	74, 87
臨床検査技師	55
臨床工学技士	55
臨床心理士	55

[れ]

レチノール結合蛋白	29, 127
連続性ラ音	81, 82

中山書店の出版物に関する情報は，小社サポートページを御覧ください．
https://www.nakayamashoten.jp/support.html

呼吸ケア&リハビリテーションシリーズ

管理栄養士のための呼吸ケアとリハビリテーション　第2版

2010年8月10日　初　版第1刷発行
2019年1月30日　第2版第1刷発行Ⓒ　〔検印省略〕

監　修	石川　朗
編　集	田中弥生
発行者	平田　直
発行所	株式会社 中山書店

〒112-0006　東京都文京区小日向4-2-6
TEL 03-3813-1100（代表）　振替 00130-5-196565
https://www.nakayamashoten.jp/

装丁・DTP　　　クニメディア株式会社
印刷・製本　　　図書印刷株式会社
カメラマン　　　中山鉄也（4章），糸井康友（付録2）

ISBN978-4-521-74745-3
Published by Nakayama Shoten Co., Ltd.　　　Printed in Japan
落丁・乱丁の場合はお取り替え致します

- 本書の複製権・上映権・譲渡権・公衆送信権（送信可能化権を含む）は株式会社中山書店が保有します．

- **JCOPY** ＜(社)出版者著作権管理機構　委託出版物＞
本書の無断複写は著作権法上での例外を除き禁じられています．複写される場合は，そのつど事前に，(社)出版者著作権管理機構（電話 03-5244-5088，FAX 03-5244-5089, e-mail: info@jcopy.or.jp）の許諾を得てください．
本書をスキャン・デジタルデータ化するなどの複製を無許諾で行う行為は，著作権法上での限られた例外（「私的使用のための複製」など）を除き著作権法違反となります．なお，大学・病院・企業などにおいて，内部的に業務上使用する目的で上記の行為を行うことは，私的使用には該当せず違法です．また私的使用のためであっても，代行業者等の第三者に依頼して使用する本人以外の者が上記の行為を行うことは違法です．

Visual 栄養学テキスト

栄養学を楽しく学べる新しいテキストシリーズ!!

監修
- 津田謹輔(帝塚山学院大学学長・人間科学部教授)
- 伏木 亨(龍谷大学農学部教授)
- 本田佳子(女子栄養大学栄養学部教授)

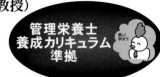

管理栄養士養成カリキュラム準拠

- ✿ 冒頭にシラバスを掲載し,授業の目的や流れ,学習目標が一目で把握できる.
- ✿ 単元ごとに「学習目標」と「要点整理」を明示.重要なポイントが一目瞭然.
- ✿ 文章は簡潔に短く,図表を豊富に用いて,複雑な内容でも一目で理解できる.
- ✿ サイドノートの「豆知識」「MEMO」「用語解説」などで,本文の理解を促進.
- ✿ 理解度を知るために,過去の国家試験問題から厳選した「過去問」で腕試し.

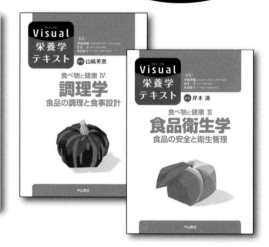

シリーズの構成

- ◉ 社会・環境と健康
- ◉ 人体の構造と機能および疾病の成り立ち I. 解剖生理学　定価(本体2,700円+税)
- ◉ 人体の構造と機能および疾病の成り立ち II. 生化学　定価(本体2,700円+税)
- ◉ 人体の構造と機能および疾病の成り立ち III. 疾病の成り立ち　定価(本体2,700円+税)
- ◉ 食べ物と健康 I. 食品学総論 食品の成分と機能　定価(本体2,700円+税)
- ◉ 食べ物と健康 II. 食品学各論 食品の分類・特性・利用　定価(本体2,700円+税)
- ◉ 食べ物と健康 III. 食品衛生学 食品の安全と衛生管理　定価(本体2,700円+税)
- ◉ 食べ物と健康 IV. 調理学 食品の調理と食事設計　定価(本体2,700円+税)
- ◉ 基礎栄養学
- ◉ 応用栄養学
- ◉ 栄養教育論
- ◉ 臨床栄養学 I. 総論　定価(本体2,700円+税)
- ◉ 臨床栄養学 II. 各論　定価(本体2,700円+税)
- ◉ 公衆栄養学
- ◉ 給食経営管理論

※タイトルは諸事情により変更する場合がございます.

ヴィジュアルな誌面構成でわかりやすいシリーズ全15タイトル!

A4判／並製／2色刷(一部4色刷)／各巻150〜200頁程度／本体予価(2,700円+税)

中山書店 〒112-0006 東京都文京区小日向4-2-6　TEL 03-3813-1100　FAX 03-3816-1015
https://www.nakayamashoten.jp/